純天然
精油日用品
DIY 全圖鑑

美國NAHA高階芳療師／香氛藝術家　陳美菁

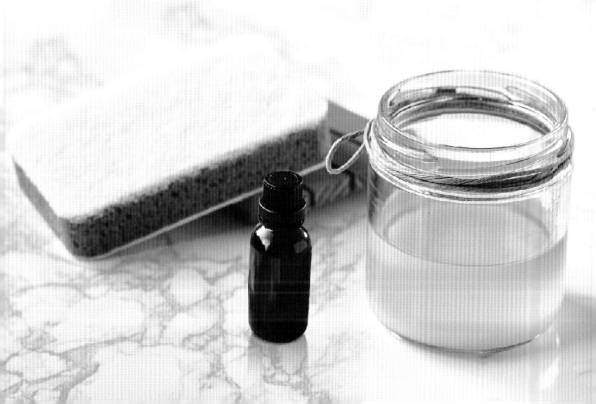

推薦序

身為當代藝術家，我十分喜歡以不同素材來從事藝術創作。這幾年來，我特別將重心放在軟雕塑藝術，因為透過軟性素材所呈現的形貌，我能夠隨心所欲地將各種人物的表情，做出更豐富的呈現方式。對於各種素材都能輕鬆駕馭的感覺，我想就好比陳美菁小姐看待各種花草植物的心態是一樣的。

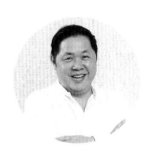

在美菁手中，這些透過天然植物萃取出來的精油，也能夠隨心所欲地應用在生活各個層面上，從不同方面，不同層次，來幫助我們改善生活，提升大家的生活品質。

祝福美菁，也希望這本書能夠幫助更多人，增加每個人的幸福感。幸福感便是我從事藝術創作，想要帶給觀者的感受。每當我看到收藏家收藏了一個作品的開懷感受，總讓我很欣慰。很高興透過我的天賦，透過創作，幫助了更多人。

看到美菁的新書，我發現到我們同樣都是透過我們擅長的工具，幫助有緣人提升大家的好能量。非常高興看到美菁出版了這本新書，相信她的書一定能夠幫助更多人，把香氛藝術推廣到每個家庭當中！

鋒魁生活文化館營運長　林金龍

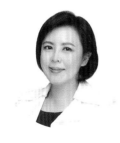

很高興我的好朋友，美菁老師又出新書了！這一本書一樣令人充滿了期待！這是一本相當實用的工具書，說明了如何將精油用到周遭各種生活場景之中。

美菁老師從事芳香療法的研究與推廣已經有十多年的歷史了，她把精油當成是改善人們生活品質的工具，也從她多年的教學經驗當中，將許多實際應用成果展現在大家面前。這本書就是她集結了這麼多年來的教學經驗與實際應用之後，所帶給大家的實用工具書。本書中集結了各種不同的應用，讓我們如何知道，如何將香味與我們食衣住行結合，讓我們的生活變得更美好。

從事藝術領域工作，我們總是希望能夠透過藝術的呈現，讓生活更為美好。鋒魁藝術空間推廣的便是「生活即藝術，藝術即生活」的理念。當我們用藝術的眼光來看待生活，便是拓展自己眼界，讓自己心胸更為寬廣的方式。如此，遇到人生的各種歷練，也才能處之泰然地面對。

美菁老師也是一位香氛藝術家。香氛藝術，透過氣味，帶動嗅覺的互動，也是一種能夠提升人們正能量的好工具。

欣逢美菁老師出版這一本實用的工具書，祝賀她能夠透過這些工具，幫助更多有緣人，能夠提升大家的好心情與好能量，這也與藝術做為我們的精神糧食是不謀而合的。也希望大家能夠從書中找到讓自己更好的方法！

「鋒魁藝術空間」藝術總監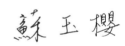

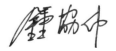

在收到美菁老師想要寫這本書的消息時，很高興能有人能把精油與清潔用品做結合，讓洗劑不僅增添天然的香味，也能透過不同精油的功效，讓清潔的效果加分。

很開心這本書終於出版了，也很榮幸能受邀寫序，對於能在美菁老師書寫此書的過程中，提供一些原物料上的綿薄知識也深感榮幸。

此書裡面包含了許多DIY洗劑的成分與組成方式，利用簡單的一些原料，變化成各種不同的專屬洗劑。相信讀完此書，對於一般消費者來說不僅能了解到清潔用品的原料有哪些，更能親自體會完成專屬個人用品的樂趣。

最後感謝此書將DIY洗劑的步驟化繁為簡，讓大家都能輕鬆上手，各個都能成為清潔高手。

「亞美歐生化有限公司」總經理

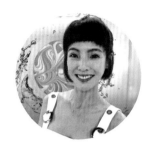

還記得第一次遇到美菁老師的時候，是在一個健康料理節目。那時候一見面，她好親切，貼近人心的真誠笑容，讓我們兩個一見如故。聊了幾次之後才發現原來她是由護理轉精油芳療的。

第二次的見面，一杯香氣和味覺讓人驚艷的黑咖啡以及老師的一本《氣味情緒》，我完全被套牢了。原來人類對嗅覺的記憶和反應之影響這樣的強大……喔，不只是人類，而是所有動物都是吧！

這次，美菁老師更透過DIY讓精油升級，生活裡都是香氛，更安心也更淨化心靈。期待！精油的饗宴在我們周圍的每一天。

演員・作家

與美菁結緣是去年在節目上，當時她利用精油製作出各式各樣從頭到腳的保養護膚品，已讓我感到驚艷無比。因為我很愛被香氛包圍的感覺，因此也跟美菁請教不少精油的用法。

沒想到，這次她所推出的最新著作《純天然精油日用品DIY全圖鑑》竟然更進化，用精油製作出居家清潔用品，運用在我們的食、衣、住、行之中。不僅潔淨力強，無毒又安全，甚至隨時隨地都可以聞到天然的精油香氛，彷彿置身SPA芳療空間，同時舒緩壓力，在香氣中守護家人的健康！

好門媳婦

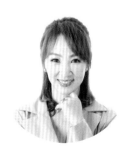

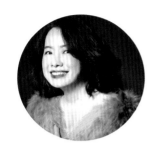

每次，在短暫的旅行回到家之後，我發現我最想念的，是家裡的香氣，是自己調製的各類精油產品帶來的療癒感。

先卸下指甲油，用玫瑰天竺葵和快樂鼠尾草的指緣油修護連續坐飛機乾燥的指甲和指尖，手先輕鬆舒服了，再慢慢來護膚，洗完臉後先噴上保溼的橙花噴霧，再用我最喜歡的乳香和迷迭香的凝凍敷臉，精油的功效加上油包水的質感，比起市面上那種一片紙的面膜，更容易讓旅行後容易敏感的肌膚慢慢復原。

當然，身體的保養也不能少，有時候覺得自己像個小巫婆一樣，順著自己的狀態，薰衣草、黑胡椒、迷迭香、檸檬、廣藿香、佛手柑和薑，浴缸裡滴上幾滴，療癒的不只是身體，更是緩氣回神的，心靈的藥。

謝謝美菁老師的芳療課程，將我從一個芳療的喜好者，變成了一個芳療生活信仰者和實踐者，芳療不止是香氣，而是更接近大自然，或是說更接近地球靈氣的一種生活方式。

還有更多待學，像是我最近想要調製自己四季不同的燙衣水，還有旅行帶的枕頭噴霧……謝謝美菁老師的新書，生活有多豐富，芳療就應該有多精彩。

NEWS98「愛吃愛生活」廣播主持人　Cindy

作者序

在香氣中找到美好生活

　　接觸香氣的世界已經快二十年，這段日子裡，香氣變成生活中不可或缺的一部份。空間裡需要香香的、保養品需要香香的、生活清潔用品也要香香的。這樣美好的香氣，讓我感受到生活的美好與熱情，甚至多了一點的浪漫與感動！一直以來，我不單單只是推廣香氣，也推廣藝術、品茶、品咖啡，因為我覺得「生活即藝術、藝術即生活」，即使是在做家事的清潔用品，也要充滿香氣！

　　隨著生活品質提高，人們追求清潔用品的品質也跟著提升，開始回歸使用成分天然的清潔用品。當然，所謂的天然並不是完全只用精油調配，而是減少不必要的化學成份，不但友善環境，也愛護我們及家人的健康。這本書的產生，便是希望透過最簡單的原料，做出所有我們生活食衣住行需要的清潔用品。

　　當然，除了效果外，也不能忘了香味。使用精油製作清潔用品的好處，便是完成後的成品會散發自然的香氣。化學香精對身體的傷害已經被科學證實，純天然精油不但香氣怡人，而且是天然的殺菌劑。運用純天然精油自製居家清潔用品，不但天然、芳香、還具有殺菌的效果，非常經濟實惠！

這次是純天然精油保養品的姐妹作，許多讀者用習慣自己調的純精油保養品後，下一步都會跑來問我，精油可不可以做居家清潔用品？因為想要把家裡的日用品，全部改用純精油調配。我非常欣慰，會有這樣的需求，就表示大家已經默默改變習慣，開始懂得選擇對自己好的東西！而我所說的藝術，其實就是懂得品味，然後做出對自己更好的選擇！

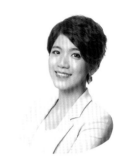

這本書的完成，要感謝的太多，特別感謝「亞美歐生化有限公司」研發團隊給予我更多專業咨詢，也感謝許多業界的老師們提供我專業知識，也有許多學生提供我他們的需求，更有許多好朋友，給予我數不盡的鼓勵，還有我的家人，總是給予我無限的支持！同時也感謝浩瀚的宇宙，將如此美好的香氛分子創造出來給世人享受，一切恩典都在我們美妙的生活中呈現出溫暖樣貌！感謝您翻開這本書，邀請您，一起來享受芳香生活的美好！

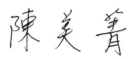

CH. 3 【衣│更衣間、衣櫥用品】

除塵蟎、抗過敏，讓衣物潔淨芳香一整天！

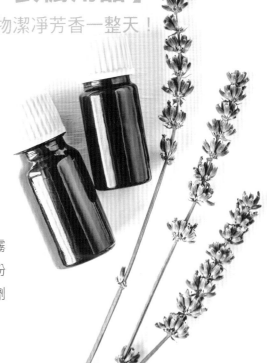

CH. 4

【住｜客廳、臥房用品】

保潔力強、去除異味，打造煥然一新的起居空間！

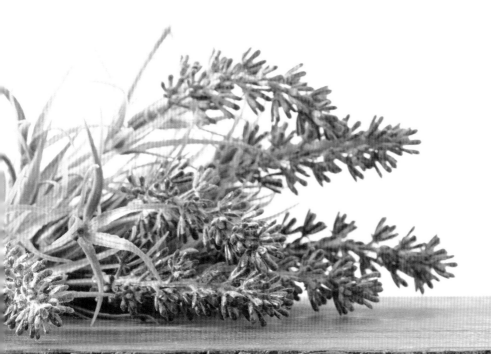

CH. 5 【行｜汽車、外出用品】

提神防暈、清新芬芳，
打造完美的香氛旅途！

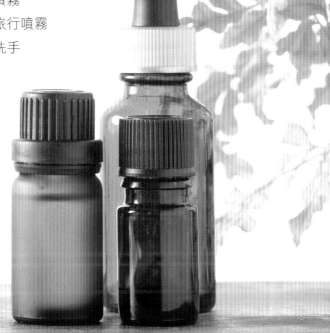

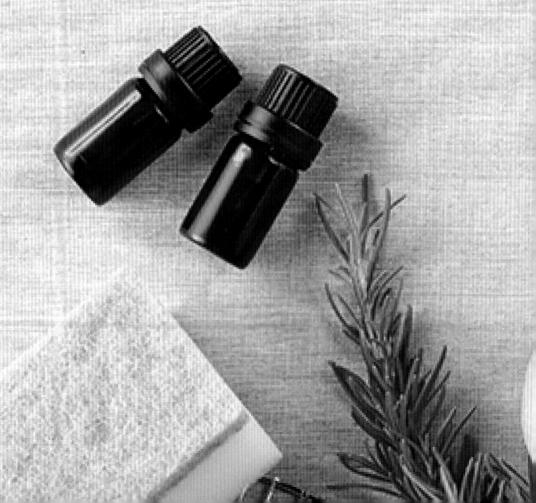

Chapter 1

入門篇

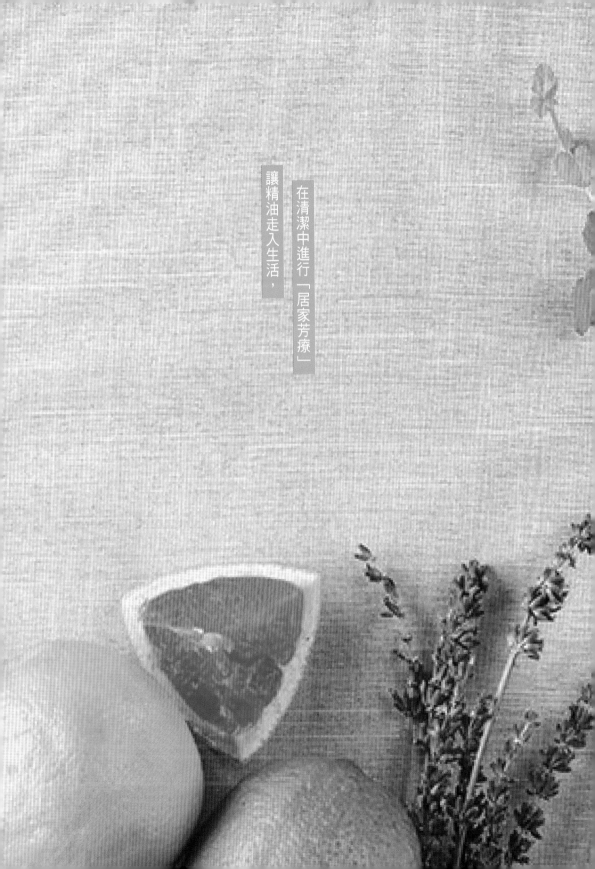

在清潔中進行「居家芳療」

讓精油走入生活，

流傳數千年，精油的神奇妙用

從古埃及到現代持續發燒的「精油奇效」

　　精油簡單來說，就是萃取自植物的根、莖、葉、種子或花朵中的高濃度油性液體，顏色大多呈現透明至淡黃色、氣味濃郁、具揮發性，且含有植物本身治病、調理等功效，像是大家熟悉的薰衣草舒眠、薄荷提神等等，有的可以抗菌、安撫情緒，有的能夠能提振精神、消除焦慮，並舒緩身體上的病症、放鬆心情，各有不同的妙用。甚至早在西元前三千年的古埃及時代，就已經懂得利用乳香、雪松等精油中強力的防腐成分製作木乃伊，保存屍體不因時間的沖刷而腐化。

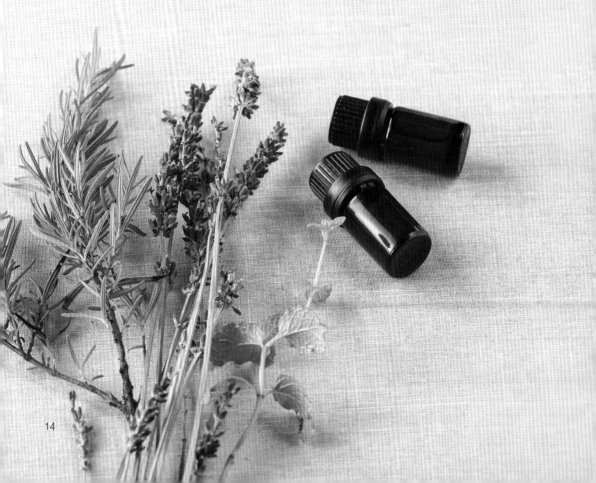

而在西元前五世紀的古希臘，有「醫學之父」之稱的希波克拉底(Hippocrates)，更是提出「每日進行芳香藥油浴及按摩，可以找回健康」的看法，將傳承自古埃及的植物知識，以科學方式解析出三百多種藥草的功效、整理記載成《藥草集》一書。西元一世紀左右，根據《聖經》上的記載，在耶穌基督的年代，人們也已將乳香拿來奉獻神廟、製造化粧品，以及做為治療痛風、頭痛之用。到了西元11世紀，由於十字軍東征，有關芳香植物香油及香水的知識也隨之傳到遠東及阿拉伯地區。

11 世紀，第一滴以「蒸餾法」取得的精油誕生

西元 11 世紀，阿拉伯醫生阿維森納（Avicenne）研發出以「蒸餾法」來擷取植物精油的技術，不但讓植物精華更容易為人所取得，也讓精油脫離傳統藥草醫學，廣泛應用於日常生活之中，包括嗅吸、按摩及沐浴等，在當時都蔚為風潮，尤其是以高純度酒精來溶解香油的香水生產方式，也一路發展，在 17 世紀大行其道。而二十世紀初，約莫 1920 年代，法國香水專家雷內·蓋特佛塞（Rene Gattfosse）則是將「採取『植物精油』來美化身體、改善疾病、安撫心靈的療癒應用」定名為「芳香療法」（Aromatherapy）的第一人，從字面上的意義即可得知，「Aroma」係指具有香氣的植物精油，而「Therapy」則是對於疾病改善的療癒方法。自此之後，芳療更被大量應用在現代美容、水療（SPA），以及臨床輔助治療等用途。

從美容到清潔打掃，無微不至的「居家芳療」

近年來，隨著自然意識的抬頭，精油的用途也越發廣泛。其中，利用精油清潔、抗菌特性製成清潔用品，更是國外長久以來備受推崇的芳香療法。經過萃取的植物精油富含多種有機化合物，包括酚類、醛類、單萜烯等，都是具有強效防護力、清潔效果顯著的成分，再加上精油不同的化合物組成方式，可以針對各空間、用途達到不同的功效，例如茶樹中的松油醇便是強效的抗菌劑，用來對付磁磚、馬桶上的細菌特別有效，還能讓空間中散發清新香氣，達到提神醒腦、提振情緒的作用。無論是想要抗菌、防霉、除臭，都能用天然精油的力量一次搞定。

打掃同時做「芳療」！
用精油製作日用品的5大好處

我從小膚質非常脆弱、敏感，稍微觸碰到刺激性的化學物質，馬上又紅又癢，後來在芳香療法的協助下才逐漸改善。剛開始我的精油都是做成保養品，一直到前幾年，有一次大掃除時雙手莫名刺痛，我才驚覺，原來我們每天打掃家裡用的化學清潔劑，其實也是傷害肌膚的一大問題！於是，我開始用精油自製溫和的清潔劑。我希望能夠透過這本書，讓更多人認識精油的美好，不再停留在以往「芳療就是去護膚中心做 SPA」的刻板觀念，掌握簡單的方法，讓精油充分應用在日常生活中，享受芳療帶來的美妙人生！

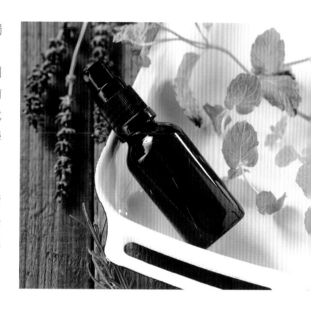

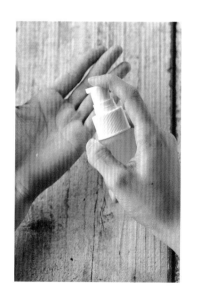

好處1

成份溫和
——萃取自植物的天然洗淨力，
不殘留、不傷手

市售清潔劑的化學物質經過揮發，很容易殘留在家裡的空氣中，再經過人體長時間的吸收，造成對呼吸系統、神經系統等身體機能的慢性損害。**選擇酚類、醛類、單萜烯等清潔成分含量較高的精油去汙**，搭配低刺激性的小蘇打、橘子油、椰子油、TWEEN 20 乳化劑、酒精加強洗潔、消毒效果，可以大幅減少使用添加有害化學藥劑的產品。精油本身的護膚功效，也有助於減少對肌膚形成的傷害。

好處 2 效果顯著

——具強效防腐成份，可去除黴菌、抑制細菌生長

萃取自植物的天然精油，本身含有植物特有的效用。所以我們在**製作清潔用品時，除了選擇含高濃度潔淨因子的精油外，也可以針對功效需求做挑選。**例如想要加強殺菌的效果時，曾被英國醫學雜誌評為「最強殺菌劑」的茶樹精油，便是很好的選擇，可以廣泛性地對抗細菌、病毒、黴菌。而在泰式料理中時常出現的檸檬香茅，蒸餾成精油後不僅消毒殺菌效果好，獨特的香氣也能驅逐蚊蟲、蟑螂，尤其適合用在餐廳、廚房等食物常出現的空間。

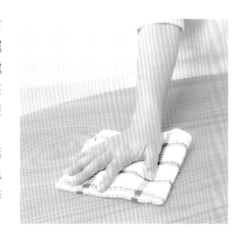

好處 3 香氛療效

——透過香氣為空間消毒，同時改善情緒和環境氛圍

我們在使用精油日用品進行拖地板、擦桌子等家務時，不單單只有潔淨效果，過程中因為會吸進精油的香氣，也能夠藉此達到舒壓、放鬆等芳香療法的功效。而香氣在清潔過後持續飄盪在空間中、飄散出淡淡清香，等同於讓整個居家空間變成大型的芳療環境，**透過殺菌精油有效去除空氣中的病毒、細菌外，也能夠達到調節身心的作用，**讓你待在家裡就像在做SPA般舒適。

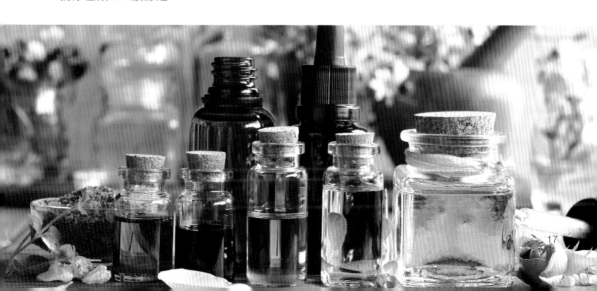

好處 4 自然無毒
—— 不含有害添加劑和香精，降低過敏源，打造安心環境

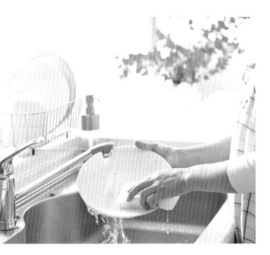

市售清潔劑為了去除污漬，經常添加刺激性較強的化學物質，例如鹽酸、螢光劑、含氯漂白劑、甲醛、磷酸鹽、香精等等。這些成分雖然沒有立即性的危害，但卻會**殘留在擦拭後的碗盤、桌面上，並經由揮發進入空氣中**，透過接觸或呼吸進入人體，久而久之，便容易侵蝕到皮膚、呼吸系統、神經系統，甚至提升罹癌率，對健康造成負面影響。而在本書中的精油和材料，都是以「溫和、低刺激」為主，讓大家不需要為了整潔而犧牲健康，即便家中有小朋友也能安心使用。

好處 5 放鬆舒壓
—— 選擇喜愛的香味，在做家事的同時也能解除壓力

隨著景氣變差，現代人普遍來說都非常忙碌，也承受著家庭、職場、人際關係等無比的壓力。當生活忙得團團轉還要做家事時，心情就會特別煩躁！這時候，只要使用天然精油製作的清潔用品，就可以在做家事的時候，一邊感受精油帶來的自然香氣，**選擇喜歡的味道讓居家空間散發宜人香氣，還能夠透過芳療，紓解內心緊繃的壓力指數。**

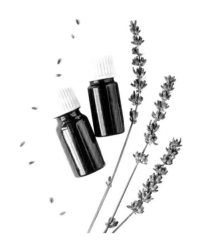

Column 1

直接使用精油的薰香方式

　　精油的用途很廣泛，除了拿來DIY各式各樣的保養品、清潔劑外，最普遍的運用方式，就是直接當香氛使用，讓家裡或是辦公室、車上、廁所等地方充滿香氣。使用天然精油擴香，不但美化空間氣味，同時具有空間消毒、除臭、預防感冒交互感染、活化大腦等功效！適合用在居家空間的擴香方式很多元，以下是最常用的空間擴香方式：

擴香機

目前擴香的機器大概分為三種類型：

(1) **水氧機**：一般家裡最常使用的擴香方式，在機器裡加入水跟精油後，噴出仙女下凡般的濃霧。好處是有加濕效果，很適合環境乾燥或是感冒的時候用，而且很省精油，缺點是用在太潮濕的空間時容易會有落塵。

(2) **擴香儀**：直接用精油不加水，可以原汁原味把精油打出去是它最大的優點，但缺點是很耗精油。

(3) **香水香氛機**：現在很多百貨公司或飯店用的，比較適合大型空間的擴香方式。可以直接把香水打散到空氣中，目前市面大多用的是化學香水，但我們也可以把酒精加入精油調出精油香水後，用這種機器噴灑。

擴香小物

(1) **擴香石**：目前市面上有販售各式各樣的擴香石，只需要滴上純精油，即可直接使用！方便又簡單，不過純精油揮發速度快，需要常補充！（參考 P82）

(2) **擴香藤竹**：現在常常可以看到在一個窄口玻璃瓶上面插幾根細藤竹的擴香瓶。這種方式方便又具有視覺效果，很常被用來裝飾室內空間。
（參考 P121）

(3) **索拉花及棉球、石材等**：現在有許多人已經將擴香提升為藝術品，使用可以吸附香味的材質做為創作素材，使擴香成為更具生活美學的五感享受！
（參考 P130）

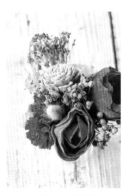

▲ 花藝達人莊慧敏的作品，利用索拉花達到薰香和美化空間的效果。

居家嚴選！
最適合用在「清潔抗菌」與「空間消毒」的 13 款潔淨精油

　　許多精油經過科學證實，都具有優越的清潔殺菌功效，但考量到運用在居家空間上的精油不會直接和肌膚接觸，且使用量較大，所以通常會選擇比較平價的種類，並根據不同精油的特性達到除黴、抗菌、除臭等功能。接下來介紹的13款精油，都屬於潔淨力高、容易入手的精油，很適合做成清潔用品。

精油及植物的特色
介紹植物的外觀、用途等，
及精油的顏色、主要功效。

香味系統
依精油的氣味分為：
⊛ 草香系　⊛ 果香系　⊛ 花香系
⊛ 木香系　⊛ 東方香料系

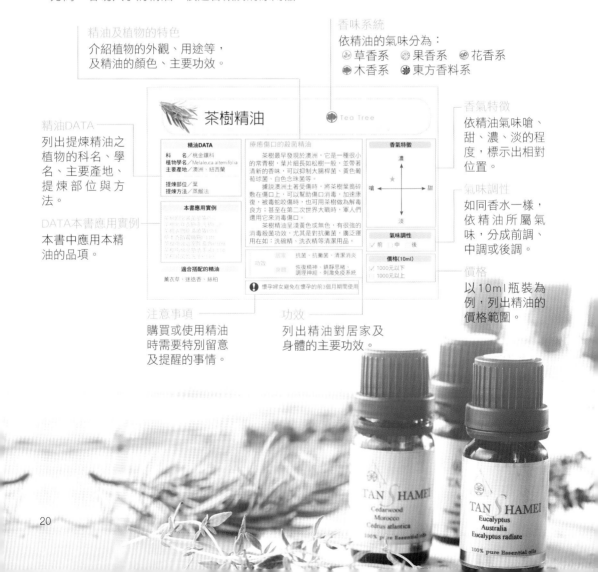

精油DATA
列出提煉精油之植物的科名、學名、主要產地、提煉部位與方法。

DATA本書應用實例
本書中應用本精油的品項。

注意事項
購買或使用精油時需要特別留意及提醒的事情。

功效
列出精油對居家及身體的主要功效。

香氣特徵
依精油氣味嗆、甜、濃、淡的程度，標示出相對位置。

氣味調性
如同香水一樣，依精油所屬氣味，分成前調、中調或後調。

價格
以10ml瓶裝為例，列出精油的價格範圍。

茶樹精油　　Tea Tree

精油DATA
科　　名／桃金孃科
植物學名／Melaleuca alternifolia
主要產地／澳洲、紐西蘭

提煉部位／葉
提煉方法／蒸餾法

本書應用實例

適合搭配的精油
薰衣草、迷迭香、絲柏

療癒傷口的殺菌精油
　　茶樹最早發現於澳洲，它是一種很小的常青樹，葉片細長如松樹一般，並帶有清新的香味，可以抑制大腸桿菌、黃色葡萄球菌、白色念珠菌等。
　　據說澳洲土著受傷時，將茶樹葉搗碎敷在傷口上，可以幫助傷口消毒，加速復；被毒蛇咬傷時，也可用茶樹做為解毒良方；甚至在第二次世界大戰時，軍人們還用它來消毒傷口。
　　茶樹精油呈淺黃色或無色，有很強的消毒殺菌功效，尤其是對抗菌最，廣泛運用在如：洗碗精、洗衣精等清潔用品。

香氣特徵

濃
│
嗆 ─────★───── 甜
│
淡

氣味調性
✓ 前　　中　　後

功效
居家　　抗菌、抗黴菌、清潔消炎
身體　　恢復精神、鎮靜思緒、調理神經、刺激免疫系統

價格(10ml)
✓ 1000元以下
　 1000元以上

❶ 懷孕婦女避免在懷孕的前3個月期間使用

茶樹精油

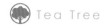 Tea Tree

精油DATA

科　　名／桃金孃科
植物學名／Melaleuca alternifolia
主要產地／澳洲、紐西蘭

提煉部位／葉
提煉方法／蒸餾法

本書應用實例

茶樹廚房減菌噴霧P57
茶樹貼身衣物手洗精P78
茶樹衣物除漬噴霧P80
草木香防霉噴霧P110
茶樹強效浴室除霉齊P109
茶樹馬桶坐墊清潔液P114
茶樹滅菌乾洗手P140

適合搭配的精油

薰衣草、迷迭香、絲柏

療癒傷口的殺菌精油

　　茶樹最早發現於澳洲，它是一種很小的常青樹，葉片細長如松樹一般，並帶著清新的香味，可以抑制大腸桿菌、黃色葡萄球菌、白色念珠菌等。

　　據説澳洲土著受傷時，將茶樹葉搗碎敷在傷口上，可以幫助傷口消毒，加速康復，被毒蛇咬傷時，也可用茶樹做為解毒良方；甚至在第二次世界大戰時，軍人們還用它來消毒傷口。

　　茶樹精油呈淺黃色或無色，有很強的消毒殺菌功效，尤其是對抗黴菌，廣泛運用在如：洗碗精、洗衣精等清潔用品。

功效	居家	抗菌、抗黴菌、清潔消炎
	身體	恢復精神、鎮靜思緒、調理神經、刺激免疫系統

❶ 懷孕婦女避免在懷孕的前3個月期間使用

香氣特徵

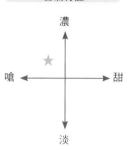

濃

嗆 ←→ 甜

淡

氣味調性

☑ 前　☐ 中　☐ 後

價格（10ml）

☑ 1000元以下
☐ 1000元以上

檸檬精油

 Lemon

精油DATA

科　　名／芸香科
植物學名／Citrus Limonum
主要產地／義大利、西班牙

提煉部位／果皮
提煉方法／壓榨法

 檸檬精油可能會引起光敏感，使用後肌膚應避免受到紫外線照射。

本書應用實例

檸檬抹布消毒液P42
檸檬流感防護噴劑P46
檸檬琴味噴霧去汙劑P90
檸檬木地板蠟劑P116
檸檬百里香車用擴香瓶P124
檸檬車蠟防汙蠟液劑P139

適合搭配的精油

佛手柑、絲柏、乳香、薑

清甜微酸的抗菌精油

　　檸檬是常綠灌木，春季開著白色帶紫色小的花，花瓣呈放射狀，果實外形呈橢圓形而兩頭尖。

　　提煉出的檸檬精油為淡黃並帶有一點綠色，有著檸檬果實的清新、鮮甜而微酸的氣息。最重要的功能是可以刺激人體產生抵抗力，並抑制變異鏈球菌、白假絲酵母菌及牙菌斑生物膜，在治療感染病或外傷傷口時，是不可或缺的精油種類，除了美白、收斂外，在清潔方面也具有顯著的功效，廣泛被運用在各式清潔用品中。

功效	居家	抗感染、抗菌、抗病毒、消毒、清潔黴菌芽孢
	身體	抗搔癢、抗焦慮、提高注意力、改善失眠、紓解壓力和緊繃

香氣特徵

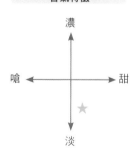

濃

嗆 ←→ 甜

淡

氣味調性

☑ 前　☐ 中　☐ 後

價格（10ml）

☑ 1000元以下
☐ 1000元以上

丁香花苞

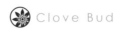 Clove Bud

精油DATA

科　　名／桃金孃科
植物學名／Eugenia aromaticum
主要產地／馬達加斯加、印
　　　　　尼、印度、菲律賓

提煉部位／花苞、花蕾
提煉方法／蒸氣蒸餾法

 懷孕期間應避免使用，但
在生產過程中可以使用。
使用於受傷或患病的皮膚
上須小心留意。

本書應用實例

丁香花苞排水管清潔劑P64
丁香花苞浴廁精潔劑P100

適合搭配的精油

佛手柑、葡萄柚、尤加利、薰
衣草、肉桂、檸檬香茅

強效潔淨的殺菌精油

　　丁香是一種小型的長青植物，有著三角錐形的樹幹，鮮綠色的葉子很大，呈橢圓形，丁香的花一叢叢地生長在灰色樹枝的頂端。

　　精油本身帶有水果般的甜甜辛香氣，顏色呈現淡黃至深黃色。自古以來丁香就時常被用來當作牙科中的麻醉劑，其中的丁香酚具有非常強的殺菌消毒效果，還有抑制綠膿桿菌、白色念珠菌的功效。但也因為清潔效果強，若濃度較高可能導致皮膚與黏膜組織的刺激反應，使用時需要先稀釋外，也盡可能不要觸碰到傷口。

功效	居家	抗感染、止痛、清潔
	身體	抗焦慮、提高注意力、改善失眠、紓解壓力和緊繃的神經

香氣特徵

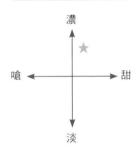

濃

嗆 ←—→ 甜

淡

氣味調性

☐ 前　☑ 中　☐ 後

價格(10ml)

☐ 1000元以下
☑ 1000元以上

沉香醇百里香

 Thyme CT Linalool

精油DATA

科　　名／脣形科
植物學名／Thymus vulgaris
主要產地／西班牙、地中海一
　　　　　帶、亞洲等

提煉部位／葉與花
提煉方法／蒸氣蒸餾法、水蒸餾法

本書應用實例

百里香廚房除汙清潔劑P44
沉香醇百里香鞋櫃除臭包P90
百里香浴室除黴劑P108
檸檬百里香車用擴香瓶P124
車用擴香大理石P132

適合搭配的精油

鼠尾草、薰衣草、檀香、乳
香、檸檬、萊姆、葡萄柚

抗黴菌的清香精油

　　百里香時常運用在烹飪中，綠色的葉子呈扇形，還有白色小花。

　　希臘文中的thymo是「變香」的意思，是地中海一帶最早被使用的其中一種藥用植物，曾經被用來治療瘟疫。古埃及人會用在製作木乃伊中，而古希臘人則是善用其淨化的特性來預防感染疾病，也具有提振精神與強心的作用。

　　初步蒸餾出來的百里香精油，帶有溫暖辛香的香草味，呈現紅色、褐色、或橘色，但持續蒸餾後，便會淡化成透明到淡黃色之間，並帶有甜甜的青草香氣。

功效	居家	抗菌、抗病毒、抗黴
	身體	減輕緊張與壓力、幫助思考、改善失眠。

 兩歲以下幼兒、孕婦避免使用，高血壓
病人應小心使用。

香氣特徵

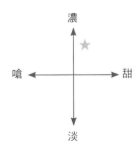

濃

嗆 ←—→ 甜

淡

氣味調性

☑ 前　☐ 中　☐ 後

價格(10ml)

☑ 1000元以下
☐ 1000元以上

純正薰衣草

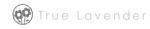 True Lavender

精油DATA

科　　名／唇形科
植物學名／Lavandula angustifolia
主要產地／法國、英國

提煉部位／花頂
提煉方法／蒸餾法

本書應用實例

薰衣草磁磚清潔劑P52
薰衣草洗衣純露P74
薰衣草低敏洗衣精P76
花草調除溼香氛袋P82
迷迭香衣物香氛噴霧P84
薰衣草衣物除溼噴劑P81
雪松衣櫃防蟲劑P87
薰衣草地毯清潔劑P96
薰衣草除臭噴霧P120
旅行防暈車噴霧P140

適合搭配的精油

佛手柑、甜橙、迷迭香

用途廣泛的萬用精油

　　薰衣草窄長的葉子呈灰綠色、花朵呈藍紫色，上面覆蓋星形細毛，因其有強大的殺菌效果，古羅馬人便用它來泡澡和清潔傷口，所以，薰衣草的拉丁字根「Lavare」的意思就是「洗」，也有人將薰衣草用於防蟲蛀及保持衣物或室內清香。

　　薰衣草精油並不如它的花朵般呈現藍紫色，而是接近透明無色，因其有優越的殺菌、止痛與鎮定安撫作用，而且較溫和，各種身分或肌膚皆可使用，所以在各種形式的芳療中都能看到它的身影，是使用範圍最廣的「萬用精油」。

功效	居家	防腐劑、抗菌劑、抗病毒、抗傳染病
	身體	紓解壓力、失眠、緊張，降低無力感

香氣特徵

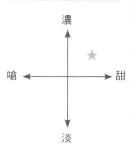

濃
↑
嗆 ←→ 甜
↓
淡

氣味調性

☑ 前　□ 中　□ 後

價格(10ml)

☑ 1000元以下
□ 1000元以上

迷迭香精油

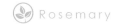 Rosemary

精油DATA

科　　名／唇形科
植物學名／Rosmarinus officinalis
主要產地／西班牙、法國

提煉部位／葉
提煉方法／蒸餾法

本書應用實例

迷迭香廚房去油潔淨噴霧P68
迷迭香衣物香氛噴霧P84
迷迭香防蟎噴霧P107
提振活力出風口芳香夾P126
森林業包香氛膏P126
紓壓花草球芳香劑P130

適合搭配的精油

檸檬、薰衣草、檸檬、茶樹

強力殺菌的香料精油

　　迷迭香的葉子為對生針狀，葉背長有短毛，花朵則因品種不同，有紫色、藍色、粉紅或白色。最初產於地中海沿岸，所以它的學名是由拉丁文「ros」和「marinus」結合而成，意思是「大海的朝露」。精油呈淡黃色或無色。

　　迷迭香是最早用於醫藥的植物之一，抗微生物、並抑制藏在生鮮食品中的李斯特菌；而它也因為有強大的殺菌力，在古代沒有冰箱時，能用於延緩肉品腐爛，演變至今，在傳統的地中海料理中，常會用新鮮或乾燥的迷迭香葉子做成香料。

功效	居家	殺菌、殺黴菌
	身體	活化大腦增加記憶、啟發創造力、舒緩恐慌與恐懼

❗ 癲癇及腦部曾有創傷者、孕婦避免使用，高血壓患者小心使用。

香氣特徵

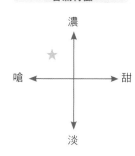

濃
↑
嗆 ←→ 甜
↓
淡

氣味調性

☑ 前　□ 中　□ 後

價格(10ml)

☑ 1000元以下
□ 1000元以上

甜橙精油

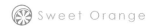 Sweet Orange

抗憂鎮定的潔淨精油

甜橙種類多達四百種，是柑橘類中品種最多的水果，樹葉片呈有鋸齒狀的橢圓或卵圓形，開白色小花，結黃橘色圓形果實，滋味甜中帶酸。

甜橙精油濃濃的橘子香氣，是許多人都喜歡的幸福氣味，可以讓人感到愉快，並且有充滿陽光的溫暖感覺，呈現深金黃色澤，是能抗憂鬱、溫和鎮定的精油，並且具有抑制金黃色葡萄球菌、大腸桿菌和白色念珠菌的清潔作用。

甜橙精油是榨取果皮，而橙花精油則是萃取花瓣，但因為是同種植物，所以兩者具有類似的性質，皆有抗憂鬱、溫和鎮定的效果，但甜橙精油的味道更為溫暖，彷彿保留了果實成熟所吸收的大量陽光。

精油DATA

科　　名／芸香科
植物學名／Citrus sinensis
主要產地／以色列、義大利、
　　　　　美國

提煉部位／果皮
提煉方法／壓榨法

 甜橙精油可能會引起光敏感，使用後肌膚應避免受到紫外線照射。

本書應用實例

甜橙去油洗碗精P46
甜橙奶瓶洗潔精P61
甜橙蔬果清潔劑P66
甜橙地毯清香清潔劑P97

適合搭配的精油

薰衣草、玫瑰天竺葵、茶樹

| 功效 | 居家 | 抑制黴菌、清潔殺菌 |
| | 身體 | 緩和情緒、幫助睡眠、提振精神 |

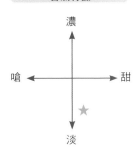

香氣特徵

濃

嗆 ←——→ 甜

★

淡

氣味調性

☑ 前　□ 中　□ 後

價格(10ml)

☑ 1000元以下
□ 1000元以上

葡萄柚精油

 Grapefruit

香甜清新的消毒精油

葉子狹長，呈深綠色，花為四瓣白色，果實外皮為黃橙色，呈圓球形，又常數十個簇生成穗，形似葡萄，而味道酸中帶甜的果肉，形狀如同柚子果肉之水滴狀，故名為「葡萄柚」，依果肉顏色，有白色、粉紅、紅色及深紅等不同品種。

葡萄柚精油呈淡黃色，氣味有著和新鮮葡萄柚非常接近的香甜感，可以使人重新冷靜下來，被認定是最能抗憂鬱的精油之一。此外，葡萄柚精油的殺菌力也很強，可以抑制大腸埃希菌、金黃色葡萄球菌、李斯特菌和腸炎沙門氏菌。

精油DATA

科　　名／芸香科
植物學名／Citrus paradisi
主要產地／美國、以色列

提煉部位／果皮
提煉方法／壓榨法

 日曬前盡量不要使用，以免引起光敏性。

本書應用實例

葡萄柚洗碗機專用洗碗粉P62
葡萄柚玻璃清潔劑P102
葡萄柚旅行噴霧P142

適合搭配的精油

佛手柑、乳香、橙

| 功效 | 居家 | 清潔、消毒殺菌 |
| | 身體 | 提升自信感、消除焦慮和緊張、有助於自我溝通 |

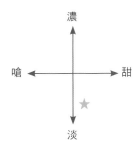

香氣特徵

濃

嗆 ←——→ 甜

★

淡

氣味調性

☑ 前　□ 中　□ 後

價格(10ml)

☑ 1000元以下
□ 1000元以上

大西洋雪松

 Atlas Cedarwood

精油DATA

科　　名／松柏科
植物學名／Cedrus atlantica
主要產地／摩洛哥、阿爾及利亞

提煉部位／木頭、木屑
提煉方法／蒸氣蒸餾法

❶ 懷孕期不要使用，幼兒要低劑量，嬰兒不要用。

本書應用實例

雪松爐具清潔劑P54
雪松衣櫥防蟲劑P87
雪松鞋櫃除臭粉P91
提振活力出風口芳香夾P126
森林氣息香氛包P128
索拉花垂掛芳香劑P130

適合搭配的精油

薰衣草、橙花、天竺葵、依蘭

香氣沉穩的防腐精油

雪松是高大的常綠林，可以長到40公尺高，樹冠像金字塔般呈長尖錐狀。濃烈的香氣可以驅逐白蟻、螞蟻、蛾等蟲類，在古文明時代便已經廣泛使用在建材、醫藥等各種用途，甚至在古埃及時期的木乃伊中，也檢驗出雪松精油的成分，以強效的防腐作用聞名。

木質的香氣沉穩低調，很適合不喜歡酸甜花果香的人。在調理神經、皮膚系統上的表現優異，時常被製作成各種藥物、化妝品，也是以前治療支氣管和泌尿系統傳染病的良藥。

功效	居家	防腐、驅蟲、殺菌
	身體	抗憂鬱、提升注意力、紓壓、抗皮脂分泌、調理肌膚、改善皮膚炎

香氣特徵

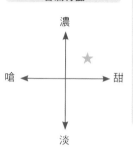
濃
嗆 ←→ 甜
淡

氣味調性

✓ 前　□ 中　□ 後

價格(10ml)

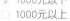
✓ 1000元以下
□ 1000元以上

澳洲尤加利

 Eucalyptus radiata

精油DATA

科　　名／桃金孃科
植物學名／Eucalyptus radiate
主要產地／澳洲、西班牙

提煉部位／葉子
提煉方法／蒸氣蒸餾法

本書應用實例

尤加利鍋具除鏽油P58
檸檬香茅防蟑噴霧P71
雪松衣櫥防蟲劑P87
尤加利洗衣槽清潔劑P92
尤加利地板清潔油P98
尤加利窗申清潔啫喱P104
草木香防霉噴霧P110
森林氣息香氛包P128
索拉花垂掛芳香劑P130
澳洲尤加利洗車精P134

適合搭配的精油

羅馬洋甘菊、茶樹、橙

防蚊抗菌的淨化精油

無尾熊最喜歡的澳洲尤加利，高度約10-15公尺，具有淨化空氣的作用，據說萊特兄弟發明的第一架飛機，就是用尤加利樹製作而成。在古澳洲的原住民，也會將尤加利樹的樹皮製作成藝術品，也可以當成紙漿，用途非常多元。

尤加利精油萃取自樹葉，顏色透明無色，帶有溫暖和清新的香氣，清涼略帶藥物氣息的味道有別於其他精油，能夠幫助人沉澱心情，並跳脫原本的思維，用開放的態度去感受更多事物。尤加利精油的作用多元，其中最著名的是防蚊功效，時常被添加在許多防蚊液中。

功效	居家	殺菌、清潔、抗病毒、驅蟲、驅逐塵蟎、淨化空氣
	身體	提神醒腦、提升注意力、沉澱心情

❶ 懷孕期間、癲癇、高血壓和蠶豆症患者避免使用。

香氣特徵

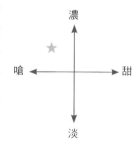
濃
嗆 ←→ 甜
淡

氣味調性

✓ 前　□ 中　□ 後

價格(10ml)

✓ 1000元以下
□ 1000元以上

檸檬香茅

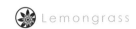 Lemongrass

精油DATA

科　　名／禾本科
植物學名／Cymbopogon citrates
主要產地／尼泊爾、泰國、玻利
　　　　　維亞、瓜地馬拉、斯
　　　　　里蘭卡、印度

提煉部位／草葉
提煉方法／蒸氣蒸餾法

 需稀釋使用，以免造成皮膚刺激不適或敏感反應。

本書應用實例

檸檬香茅防蟑噴霧P71
森林氣息香氛包P128

適合搭配的精油

荳蔻、薰衣草、天竺葵、迷迭香、百里香

清香除臭的驅蟲精油

　　檸檬香茅又稱檸檬草，細長帶狀的葉子呈亮黃綠色，揉碎時會散發出清新的柑桔香氣，是廚房裡常見的香料，被大量運用在茶飲、湯品、醬料等日常飲食中，尤其在越南、泰國一帶，更是不可取代的調味。

　　透過蒸餾手續萃取出的精油，也是備受調香師喜愛的香氣，溫暖、清澈，又帶有些許柑桔味的青草香，有助於開啟心靈之窗，提振並趕走莫名恐懼背後的低落。獨特的香氣也具有強力的驅蟲功效，稀釋後直接噴灑在衣物上，就是天然的防蚊液，也很適合運用在廚房空間，可以避免惱人的蟑螂靠近。

功效	居家	消毒殺菌、清潔、驅蟲、除臭
	身體	提振精神、趕走疲憊及自我否定感

香氣特徵

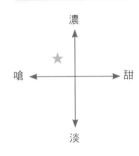

濃

嗆　　　　　甜

淡

氣味調性

☑ 前　☐ 中　☐ 後

價格(10ml)

☑ 1000元以下
☐ 1000元以上

薄荷

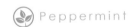 Peppermint

精油DATA

科　　名／唇形科
植物學名／Mentha piperita
主要產地／匈牙利、保加利亞

提煉部位／葉片
提煉方法／蒸氣蒸餾法

 懷孕及哺乳中之婦女不宜使用；具有提神效果，晚上不宜使用。

本書應用實例

薄荷馬桶清潔劑P112
旅行防暈車噴霧P140

適合搭配的精油

佛手柑、檸檬、尤加利、天竺葵、檸檬香茅

清涼醒腦的殺菌精油

　　傳說薄荷的學名「Mentha」，是從希臘神話中妖精Mentha而來。薄荷花為淡紫色，葉子邊緣有鋸齒，其氣味清涼，有強勁的穿透力，古代的羅馬人就知道用薄荷來改善消化不良的症狀，也會用薄荷來製酒，還被希伯來人作為製造香水的原料。

　　薄荷精油最眾所周知的功用就是提神醒腦，亦有益於改善呼吸道的毛病，可治氣喘、支氣管炎、肺炎及肺結核，除了提煉出淡黃色的精油，也廣為中醫界所應用，並因為其獨特的氣味，而被廣泛運用於各個領域，包括藥品、食品、烹飪等。

功效	居家	防腐、殺菌、消炎、抗病毒
	身體	提神醒腦、提振精神、緩和情緒上的痛苦、促進消化

香氣特徵

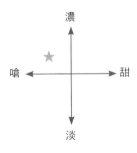

濃

嗆　　　　　甜

淡

氣味調性

☑ 前　☐ 中　☐ 後

價格(10ml)

☑ 1000元以下
☐ 1000元以上

玫瑰天竺葵

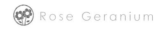 Rose Geranium

精油DATA

科　　名／牻牛兒科
植物學名／Pelargonium graveolens
主要產地／南非、法國、義
　　　　　　大利、西班牙、埃
　　　　　　及、摩洛哥

提煉部位／葉子、花（較少）
提煉方法／蒸餾法

⚠ 孕婦不宜使用所有天竺葵
　類精油。

本書應用實例

玫瑰天竺葵鞋子殺菌噴霧P88
玫瑰天竺葵鏡面清潔劑P118
玫瑰天竺葵香氛藤竹P121

適合搭配的精油

佛手柑、玫瑰、花梨木、檀
香、薰衣草

高價玫瑰的替代精油

　　玫瑰天竺葵的葉片為掌狀，葉片覆蓋著極細的絨毛，花朵為淺粉紅或深粉紅色，是兩百多種天竺葵中，最為人所熟知的品種。

　　玫瑰天竺葵精油為黃綠色，因為具有平衡皮膚油脂的功效，常被添加於化妝品或保養品中，也能安撫焦躁、抗憂鬱，對神經系統極有療效。

　　玫瑰天竺葵顧名思義，其精油有著玫瑰般的香氣，且含有玫瑰精油中有的牻牛兒醇與香茅醇，亦有玫瑰精油相同的通經活血，強化子宮卵巢等調節女性荷爾蒙功能，但價錢與純質玫瑰精油有著十倍的差距，所以號稱「窮人的玫瑰」。

功效	居家	抗菌、防黴
	身體	改善並降低憂鬱、安撫疲勞、止痛、制疤

香氣特徵

濃

嗆 ←——★——→ 甜

淡

氣味調性

☐ 前　☑ 中　☐ 後

價格(10ml)

☐ 1000元以下
☑ 1000元以上

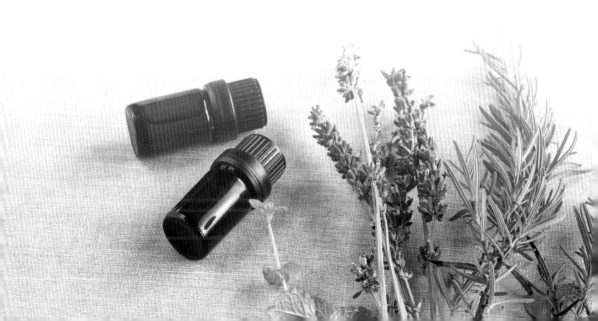

選對品質，才能達到確實功效！
芳療師才知道的精油挑選須知

快速辨識精油品質的「7大關鍵字」

　　天然精油不論在身心靈方面，都能夠達到經過科學證實的確實療效，但如果不慎使用到非天然的化學合成香精或香料，不僅白花冤枉錢，對健康也是極大的負擔。

　　如何判斷精油好壞？這個問題其實不容易回答，因為即便是同一品牌的同一種精油，品質也有可能隨著氣候等種種因素而有所改變，因此還是要靠自己多去嘗試，以便累積經驗。

　　但是除了經驗之外，還是有幾種簡單的方法，可以幫助初學者挑選精油。挑選精油最主要的兩個重點，一個是「分辨精油真假」，再來是「要求好的品質」。下列7個關鍵字，可以幫助你快速掌握辨別精油的入門技巧，提供你做為選購精油時的參考：

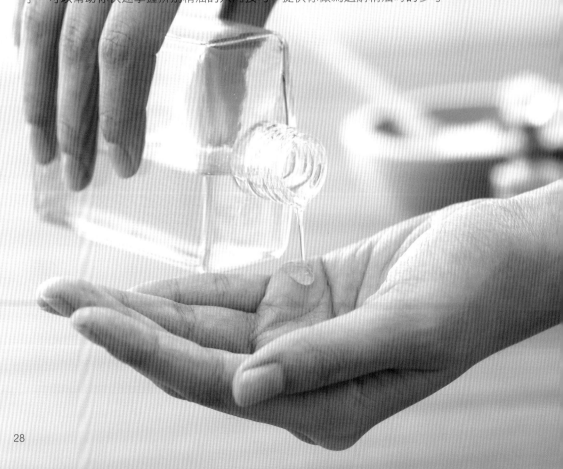

品牌
——認明「有機標章」、挑選安心廠商，療效才更有保障！

如果你還無法單純靠氣味辨別精油好壞，保險起見，建議還是**儘量選購有知名度的品牌，尤其是具備「有機栽種認證」標章的牌子**。雖然不是百分百保證，而且因為加入管銷費用的關係，可能價格稍高，但相對也較有保障。如果是使用在清潔用品的精油，由於不會大量接觸肌膚，只要向信賴的商家購買純精油即可，不一定要有機，這樣一來價錢也比較低。

ECOCERT歐盟
有機認證標章

歐盟EU有機農
產標章

USDA美國有基
農產品標章

香氣
——購買前先試聞，減少買到假貨的機率！

天然精油因為萃取自植物，除非植物本身氣味獨特，不然味道不致讓人感到不舒服，或是太過濃烈。購買精油時先聞聞味道，也是很好的辨別品質方式。**如果聞起來像廉價香水，或是味道讓人很不舒服，就很有可能是化學合成物的混充品。**合成香精與天然精油相較，不僅原料成本價差百倍，而且完全不具有精油的療效，反而容易危害身體。

`Point` 試聞精油的方法：

如果直接把精油瓶湊到鼻子前，濃烈的香氣可能過度刺鼻、造成嗅覺疲勞。試聞的時候，先將精油瓶蓋放在鼻下約3-5公分處，輕輕旋轉晃動，讓精油的香氣與空氣結合，這樣就能聞到精油真正的味道。

「衛生紙測試法」，教你簡單辨識精油品質！

將精油滴在衛生紙上，若為純精油，乾掉之後大多只會留下精油本身的顏色及香氣，除了一些較濃稠的精油，如檀香、安息香、廣藿香等，會留有一點點油漬，一般來說，油漬不會很明顯，有些甚至看不見；但如果是稀釋過的精油，油漬就會很明顯，氣味也會較淡。

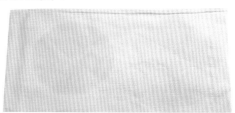

——不是純質精油，留下的油漬明顯。　——純精油滴在衛生紙，乾了之後油漬不甚明顯。

純度
—— 避免選擇「可以直接接觸肌膚」的精油

一般來說，<u>純度100%的精油因為濃度高、過度刺激，除了薰衣草等極少數種類的精油外，都必須稀釋才可以用於皮膚</u>。也因此在購買時，如果看到產品上標明「可以直接塗抹在皮膚上」，一定是已經摻入某些緩衝物質，並非純質精油。不過，仍有許多廠商會在已經稀釋的精油、甚至是化學合成的香精產品包裝上標示「100%純精油」，一定要特別注意，不要輕易上當！

價格
—— 精油價格與精油取得難易度成正比

精油在市面上的價差很大，即便同一品牌，也會受到精油取得難易度影響而有落差。一般單方100%天然純精油，10ml大約是新台幣400-800元，像果實類的甜橙、檸檬、葡萄柚等精油，因為取得容易，價格自然平易近人，也是我在本書中大量使用的種類；但如果是玫瑰、橙花、永久花等難取得的精油，每10ml要價上萬也是正常的。此外，植物的產地或栽種方式因為關係到品質和療效，價格也天差地遠。切記，一分錢一分貨，如果看到玫瑰精油一大瓶才200塊，就可以合理懷疑是假貨。

產地

—— 依產地挑選精油，多一層把關與安心

每種植物都有正統的代表產地，因為當地的溫度、溼度、海拔高度等環境條件，對於植物的栽培與養成，都有很大的影響，所以，若在購買精油之前能對「哪些植物盛產於什麼地方」有一些基本概念，那麼，在選擇的時候，也比較能做出正確判斷。本書介紹的13種潔淨精油中，也會列舉出大宗的產地、萃取方式等資訊，當作購買時的參考依據。

標示
——購買前認清標示，避免買到成分不明的假貨

「**購買產品之前，務必仔細閱讀產品標示**」有關精油產品的包裝與相關標示，當然是愈清楚愈好，包括精油名稱（最好是拉丁學名，因為中文名稱用法差異甚大，各地稱謂可能完全不同）、植物種植地、萃取部分、萃取方式、容量、精純度、是否經過稀釋，以及廠商資料等等，有的還會標註使用方法和使用量，可以看出該廠牌對於產品的負責程度。另外關於包裝方式也要特別注意，**精油怕熱怕光，且容易造成塑膠腐蝕，所以必須裝在避光的玻璃罐中**（通常是綠色、咖啡色、藍色等深色）。如果購買時發現精油裝在透明罐或塑膠罐中，代表廠商對精油的了解不夠專業，或是品質本身待商榷，應盡量避免使用。

通路
——選擇觀念正確的賣家，購買時多一層安心

不管是在美容沙龍中心、百貨公司專櫃，還是網站拍賣店家選購精油，這裡要強調的是「賣家的專業度」很重要，因為藉由與對方的諮詢互動，就能觀察出其所販售的產品有沒有問題。舉例來說，過去在我還沒進入正統的芳療學習時，也曾傻傻花了不少錢去買「茉莉綠茶精油」、「麝香精油」、「草莓精油」等產品，直到後來才知道，基本上「**沒有油囊的植物**」**是無法萃取出精油的**，也就是說，綠茶沒有精油可取，麝香屬於動物性的香料，至於草莓、葡萄、芒果等水果，也不可能有精油！因此，自己要有一點基本知識，購買時才能跟賣家對談，進而從其專業度，來協助判斷該家精油品質。

Point **精油的保存須知**

精油買回來之後，保存的方式與期限也很重要，一般而言，應該要放在陰涼處，而且最好在一年內使用完畢，這樣精油的療效會比較完整（當然也有例外的，譬如檀香放久了味道會更好），同時，也要注意有沒有沉澱物質。

完整公開！
調配居家用品的必備工具&材料

我在這本書中教大家的調配方式很簡單，使用到的工具也非常少，基本上只需要盛裝的容器、燒杯，以及測量、攪拌工具就可以了。

避光容器（壓／噴頭瓶、廣口瓶）

精油「怕光、怕熱」，所以含精油的品項，都必須裝在具有遮光效果的容器中，且放在陰涼處保存。如果配方中的精油濃度較高，建議選擇玻璃瓶身，避免精油腐蝕塑膠材質。依照成品的性質和使用方式，挑選壓頭瓶、噴頭瓶、廣口瓶等容器種類。

POINT 噴頭的噴口不要太細，如果遇到有稠度的溶液較不易噴出，僅適合盛裝液態物質。

燒杯、量杯

用來測量液體容量，並直接在裡面調配溶液的容器。上方附有計量的刻度，且一側具有槽口、方便傾倒液體，是DIY時常用到的方便工具。燒杯通常為玻璃製，量杯多為塑膠，兩者皆可使用。書裡各品項的工具中，會依照成品容量列出需要的燒杯大小，原則上只要足夠盛裝即可，可以自由更換，或是用家中容器替代。

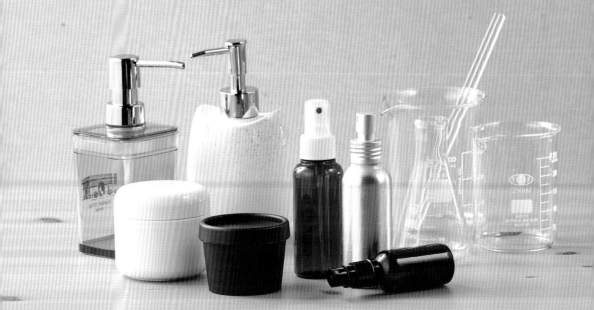

攪拌棒

多半為細長玻璃棒，用來攪拌、混合液體或濃稠物質。如果家裡沒有，也可以用一般的攪拌棒代替。

挖棒

扁平的棒狀物，用來挖取膏狀或膠狀的物質，大多是塑膠製。

量匙

用來挖取並測量粉狀或顆粒狀物質用量的湯匙狀工具，大多分成 4 種尺寸：1 大匙 (15ml)、1 小匙 (5ml)、½ 小匙 (2.5ml)、¼ 小匙 (1.2ml)。

電子秤

調配清潔日用品時需要的材料用量少，所以量秤的最低單位至少要到公克才行。使用電子秤的準確度會比傳統磅秤高，也更方便目測。

其他

依照品項的不同，可能會使用到擴香石、擴香藤竹、棉袋等，將另外在標註於各自的材料準備中。

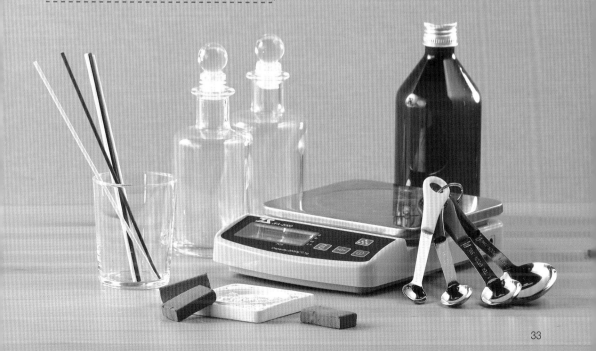

坊間製作清潔用品的配方很多，但有些添加物雖然有效，卻也容易對人體造成傷害。因為以前自製日用品的經驗，我在挑選清潔用品的原料時，也都是以「不傷肌膚」為原則，選擇低刺激性、溫和的成分。

①水

台灣的自來水品質優良，可以直接拿來做DIY的原料。自來水廠為了抑菌在水中添加的氯氣，只要靜置1天就可以去除，或購買純水亦可。

②橘油

又稱為「檸檬油精」，萃取自柑橘類的皮瓤，與橘子精油很類似，是近年來最被專家學者推崇的家庭用品原料，天然、環保、清潔力好。

③椰子油起泡劑

無毒、安全、生物可分解的界面活性劑，相當友善環境，且具有良好的洗淨、潤濕、增稠、抗菌功效，時常被運用在製作洗面乳、卸妝乳等，直接和肌膚接觸的產品上，也常用來製作嬰兒洗髮精、沐浴乳。

④過碳酸鈉

無毒、無臭、無汙染，溶解於水中後，會形成氧化氫（雙氧水）跟碳酸鈉（蘇打），達到漂白、去汙、除臭的作用。分解後的氧氣、水、碳酸鈉都是不會侵害環境的物質。

⑤檸檬酸

又稱為「枸櫞酸」，安全環保、用途廣泛，在食品中也常見其蹤跡。易溶於水、呈弱酸性，可以和鹼性髒污中和，達到去污功效。市面上常用來搭配小蘇打粉，利用酸鹼中和產生二氧化碳泡泡，做成「泡泡洗劑」。

⑥小蘇打粉

經濟環保的小蘇打粉，在烹調或清潔方面，都是居家的好夥伴。粉末狀的小蘇打粉，靜置可以吸收空氣中的濕氣和異味，加水後形成弱鹼性溶液，還能帶走油汙等酸性物質，且不具有毒性，不會對人體或環境造成負擔。

 ①　 ②　 ③　 ④　 ⑤

⑦TWEEN-20乳化劑

一種親水的乳化劑，易溶解、不黏膩，有助於溶解汙垢，且不易殘留。嬰幼兒的不流淚洗髮精，主要原料就是它。低刺激性，清潔力強。

⑧鹽

鹽的離子化合物有加強洗淨的效果，還可以增稠。選擇一般食用精鹽即可，有沒有加碘，對效果沒有太大影響。

⑨食用級酒精

酒精是天然的消毒殺菌劑，也是很好的有機溶劑，使用在居家用品中，效果很好。特別推薦台灣菸酒公司的酒精，品質很好，但缺點是購買不易。所以也可以至藥妝店購買用來消毒的一般酒精。

⑩草本天然精油

本書中的主角。天然精油的種類很多，其中茶樹、尤加利、迷迭香、百里香、薰衣草、檸檬的清潔效果都很不錯，價錢也比較低，再依消毒、殺菌、防腐等特性挑選，就是最好的清潔原料。（精油的挑選請參考P20）

Box 「界面活性劑」都是壞蛋？

界面活性劑是一種可以讓水和油脂相溶的人工成分，廣泛被運用我們的日常生活中，舉凡食品、藥品、清潔劑、化妝品、沐浴乳、牙膏……不勝枚舉。但因為被徹底被汙名化，很多人聽到界面活性劑就避之唯恐不及。但其實界面活性劑的種類非常多，應該在意的是其中的成分，而不是一竿子全部打翻。我在挑選時最重的兩個部分，便是「無毒」、「環保」。本書中使用的「椰子油起泡劑」和「TWEEN-20乳化劑」都是低刺激、且不易殘留在環境中的種類，其中「TWEEN-20乳化劑」更是可以合法用在食品的溫和成分，即便像我一樣容易過敏的人也可以使用。

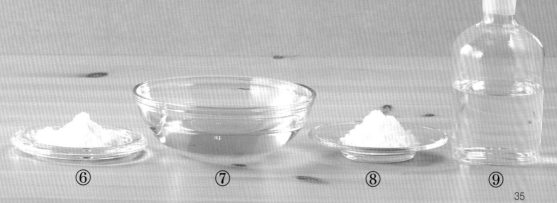

⑥　　　　⑦　　　　　　　⑧　　　⑨

即時解惑！
使用精油或製作日用品時
最常見的Q&A

7大觀念問題，建構你對精油的全盤了解

Q1 精油是什麼？

A1 許多植物本身具有油囊，而「精油」是從植物油囊萃取出來的一種液體物質，具有氣味芬芳、濃度強烈、揮發性高所以香味不持久、可被稀釋等特性，但它並不油膩，質感反倒有些澀澀的，在遇熱或是日光照射時，很容易氧化。也因為精油中具有相當複雜的成分，所以大多具有抗菌抗敏、安撫情緒、緩和緊張、舒緩病症的作用。

Q2 精油是怎麼來的？

A2 「精油」是從植物的不同部位，包括根、莖、樹皮、枝幹、葉、花朵、果皮及果實之中採集而來，主要經過「摘採、洗淨、萃取、成品」等程序，但不是每種精油都需歷經這些過程；有些則是還需要額外進行「發酵」的作業。在「萃取」階段，又有「蒸餾法」、「溶劑萃取法」、「冷壓榨法」、「脂吸法」……等不同方式，其中，「蒸餾法」中的「水蒸氣蒸餾法」是最早被用來製造精油，也是最普遍常見的一種，而且，有些萃取方法的後製程序，也需要用到「蒸餾法」以取得精油。大致說來，多數精油來自用「蒸餾法」萃取；至於果實類的精油則多由「壓榨法」取得；至於蒸餾來的精油會有副產物，就是所謂的「純露」。

為什麼精油會有療效？

 精油來自天然植物，而植物為了在大自然中生存及繁衍，本來就具有防禦、吸引、驅趕等能力；這些能力在行光合作用時，會經過一連串程續而轉變為成分複雜的「精油」，並儲存於「油囊」當中。也正因為精油成分具有藥理作用，所以可以對人體產生一連串的療癒作用。

經過實驗分析，精油當中的主要成分可分為以下十種化學分子家族，而每種又可以再向下細分，例如「醛類」之下還有「香葉醛」等。也由於存在於**每種精油中的化學分子組成比例不一樣，所以療效各不相同**；加上各成分之間還會產生交互作用，所以會產生許多療效組合，直到目前，都還有許多科學家在持續進行相關研究。

【精油中的10大化學分子與其療效】

精油中的主要化學分子類別	療效
01 萜烯類(Terpenes)	消毒、殺菌、消炎、降血壓、止痛、抗痙攣、提振精神。
02 醇類(Alcohols)	抗感染、消炎、平衡神經系統、提振免疫、調理荷爾蒙。
03 酯類(Esters)	抗痙攣、消炎、抗黴菌、修復皮膚組織、鎮定情緒。
04 酚類(Phenols)	抗感染、提升免疫、殺菌、提振精神。
05 酸類(Acids)	殺菌、消炎、促進細胞再生、舒緩情緒。
06 醛類(Aldehydes)	抗感染、消炎、降血壓、體溫、放鬆心情。
07 酮類(Ketones)	殺菌、抗凝血、止痛、抗痙攣、分解黏液、鎮定情緒。
08 酚甲醚類 (Phenyl Methyl Ethers)	抗感染、調理消化系統、提振免疫、提振精神。
09 氧化物(Oxides)	分解黏液、助咳、消炎、呼吸系統症狀調理、提升專注力。
10 內酯與香豆素類 (Lactones &Coumarins)	分解黏液、助咳、降體溫、紓解壓力。

Q4 使用精油時，需要特別注意什麼？會不會有副作用？

A4 正確使用精油，應注意下面四個重點：一是**精油成分**，選用時，請務必確認為純天然精油，若用到劣質化學冒充品，將對身體造成傷害；二是**使用方法**，亦即須注意各種應用的正確作法與步驟，以免因為錯用、誤用，而達不到應有功效；三是**使用劑量**，應按照調配説明添加，切勿以為增加份量就能加速作用，因為一滴精油是幾十株植物精華濃縮的結果，過度刺激反而有可能適得其反；四是**使用對象**，需注意個人有無過敏體質、是否為敏感型肌膚、女性有無懷孕、孩童是否為兩歲以下嬰幼兒等，使用前最好先經測試確認。此外，也千萬不可將未經稀釋之精油塗抹於皮膚、黏膜，或滴入眼睛，更切勿直接口服植物精油。只要掌握上述原則，精油本身不會對人體造成什麼副作用。

Q5 用精油調製清潔日用品，濃度越高越好嗎？

A5 精油是非常濃縮的物質，根據研究不同種類的**精油通常使用1-3％就能產生殺菌消毒作用**，所以精油濃度並不是越高越好。如果接觸到皮膚，濃度太高反而會造成皮膚過敏及灼傷；使用在某些傢俱上甚至會損壞傢俱表面。因此使用精油時不建議濃度太高。如果要換算應該加入的精油總滴數，可用下面這個公式推算：
ml 數×濃度(%)×20＝加入精油總滴數

Q6 有沒有不適合做清潔日用品的精油？

A6 做清潔日用品的精油沒有特別限制，最大的限制就是價格考量，例如10ml玫瑰精油需要2、3萬台幣，如果用來做清潔用品，成本就會太高。另外需要注意的是，**噴灑在衣物上的成品要避免使用有顏色的精油，不然會造成衣物染色**。最後，氣味也是要列入考量的一大重點。與家人同住的話，就要顧慮到其他人是否能接受這些味道，才能營造每個人都覺得舒適的居家氣息。

Q7 用精油做清潔日用品會不會很貴？

A7 精油並不是都很貴，**做清潔用品時不一定要使用有機精油**，只要是天然精油即可。精油價格也會隨著不同品項而有不同的價格，而且精油量需求量也不大，使用天然清潔用品也對健康又非常多的好處，相較之下的性價比就會很划算。

Column 2

讓生活充滿香氣的「香氛建築」

　　「香氛建築」是最近很流行的香氛概念，顧名思義就是在建築物中噴灑香水或是堆放花卉，讓建築物散發香氣。其實早在很久以前，建築物的氣息就已經貫穿我們的生活，例如日式木造房屋的木質調香氣，廟宇的檀香與沉香氣息，還有四合院老屋中太陽曝曬的味道……每棟建築物都有屬於自己的氣味，當嗅覺和大腦做連結，就會自然而然聯想到記憶中的畫面，甚至勾起塵封的昔日回憶。

　　近年來，香氛建築的發展越來越蓬勃。建築物的美不只有用眼睛看，當靜下心來聞的時候，也能感受到其中帶來的感動。根據美國氣味療法專家的研究，香味能使焦慮、發怒的情緒得到控制，而人在睏倦時，聞到檸檬香氣也會清醒許多。在日本，甚至有專門研究香味空氣裝置的公司實驗後發現，計算機操作人員在呼吸茉莉和檸檬香味空氣後，計算錯誤大幅減少33%-54%，成果非常驚人。

　　除此之外，香氣也有調節食慾的作用，使用刺激性的香味會讓人倒胃口，而陳皮的香味則能誘發想吃東西的慾望，很適合餐廳使用。其他像是天竺花的香味有鎮靜作用，可以用來舒緩失眠症；迷迭香和薰衣草的香味能緩解氣喘病；菊花的香味療癒感冒等，好處非常多。據說中國古代名醫華佗，也曾用麝香、丁香做成小巧的香袋懸掛在室內，用來治療疾病，也是一種「香氛建築」的概念。

　　需要注意的是，現在坊間擴香大多使用化學香精調香，化學香精只有香味，無法像純天然精油抵達大腦邊緣系統，產生情緒的舒緩與放鬆，而近年來對於化學香精危害人體的研究也漸漸浮上檯面，因此，必須選擇天然精油，才能真正帶來健康上的助益。目前我也和大直英迪格酒店、統創建設-統創緻等合作，將天然香氛運用到公共空間中。

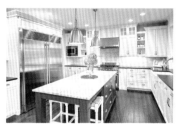

▲ 配合居家空間調製天然香氛，讓生活充斥療癒氣息。

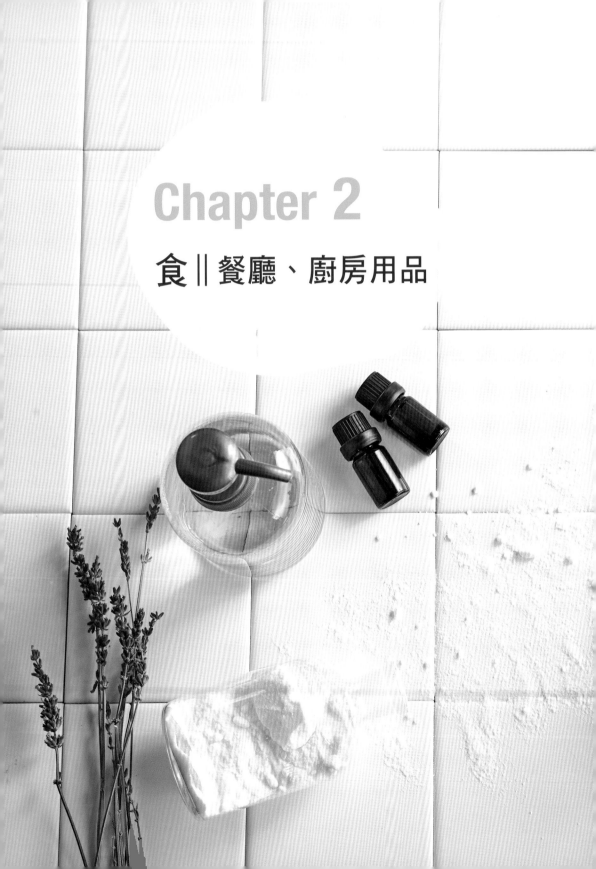

Chapter 2

食 ‖ 餐廳、廚房用品

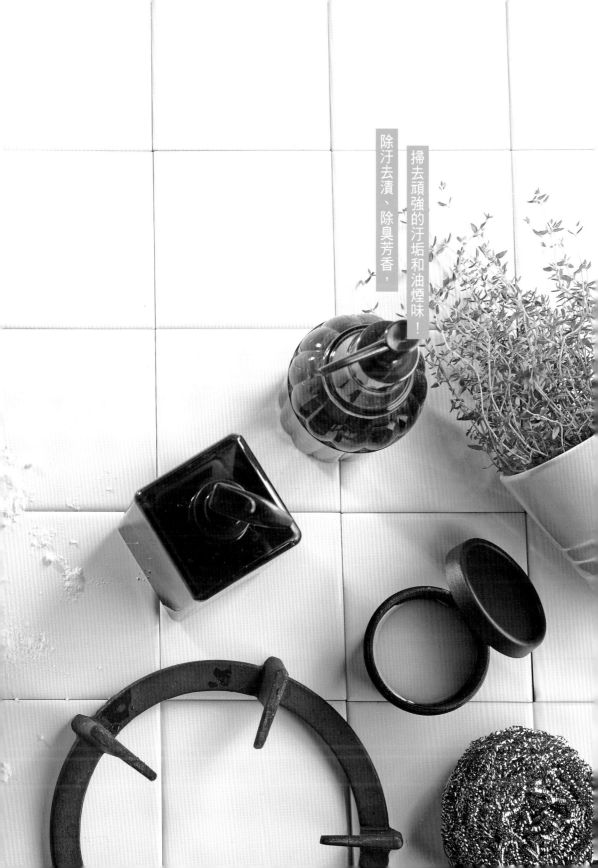

掃去頑強的汙垢和油煙味！

除汙去漬、除臭芳香，

檸檬抹布消毒液

清新的檸檬氣息，彷彿能讓人在紛亂情緒中找到一抹藍天。
抹布是我們每天最常用到的清潔工具，也最容易藏汙納垢，
建議每 3-6 天就消毒一次。檸檬精油的清潔效果極佳，搭配
溫和的過碳酸鈉和 TWEEN 20 調配出的消毒液，可以發揮強
力的消毒殺菌功效，又不會像漂白水般嗆鼻傷手。

清潔殺菌，
心情也跟著潔淨清新！

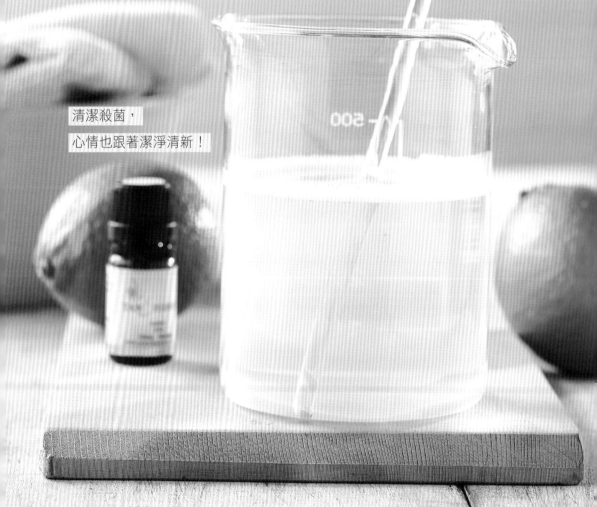

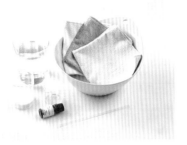

▌工具

- 家用臉盆
- 攪拌棒
- 量匙

▌材料

水 500ml
TWEEN 20 .... 10ml
過碳酸鈉 25g
檸檬精油 .... 2 滴

▌作法

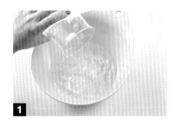

1 先準備一個足以浸泡抹布的臉盆，倒入 500ml 的水。

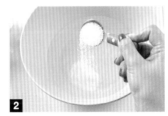

2 在水中倒入過碳酸鈉 25g。

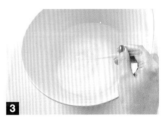

3 用攪拌棒充分攪拌至溶解。

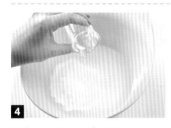

4 再加入 10ml 的 TWEEN 20 攪拌混合。

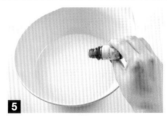

5 最後滴入 2 滴檸檬精油，稍微拌勻即可。

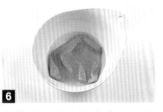

6 將抹布浸入溶液中約 30 分鐘，充分殺菌消毒。

TIP 此為單次使用量，因為過碳酸鈉加水後會慢慢失效。

▌延伸運用

甜橙除臭抹布消毒液
甜橙同樣具有良好的殺菌效果，還有開胃的作用，很適合用於廚房用品。

茶樹防霉抹布消毒液
如果抹布常放在潮濕易發霉的地方，可以改用抗菌抗黴菌的茶樹精油。

沉香醇百里香強效抹布消毒液
沉香醇百里香能有效去除細菌及病毒，減少異味的產生。

Memo

保存期限：立即使用
保存方法：立即使用
使用方法：將抹布浸泡 30 分鐘後擰乾即可。
注意事項：檸檬精油具有光敏性，濃度不宜高於 2%，否則容易造成皮膚反黑。

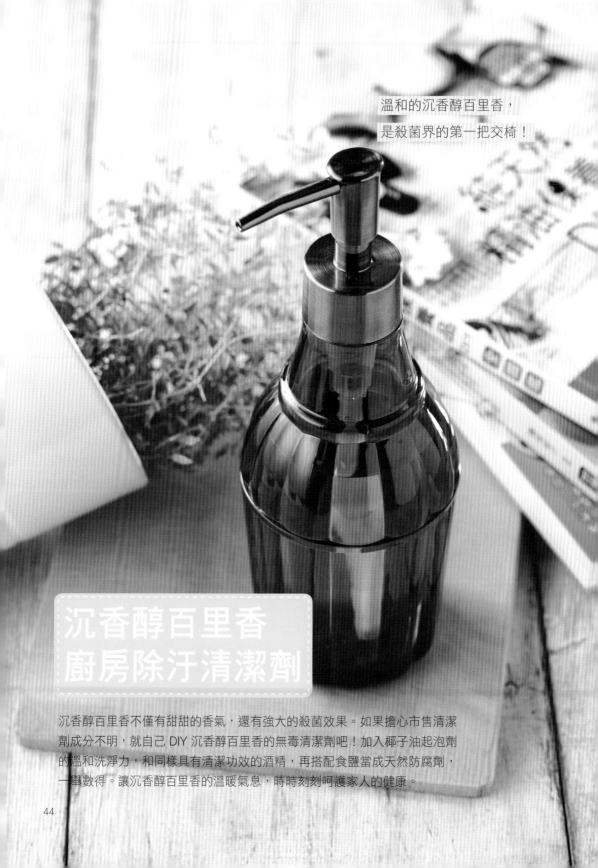

溫和的沉香醇百里香，
是殺菌界的第一把交椅！

沉香醇百里香
廚房除汙清潔劑

沉香醇百里香不僅有甜甜的香氣，還有強大的殺菌效果。如果擔心市售清潔劑成分不明，就自己 DIY 沉香醇百里香的無毒清潔劑吧！加入椰子油起泡劑的溫和洗淨力，和同樣具有清潔功效的酒精，再搭配食鹽當成天然防腐劑，一舉數得。讓沉香醇百里香的溫暖氣息，時時刻刻呵護家人的健康。

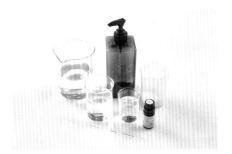

▍工具

- 1000ml 燒杯
- 攪拌棒
- 量匙
- 550ml 以上的避光壓頭瓶

▍材料

食鹽	25g
水	300ml
椰子油起泡劑	125ml
酒精	50ml
沉香醇百里香精油	30 滴（約 1.5ml）

▍作法

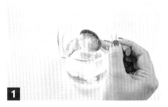

1
將 300ml 的水倒入燒杯中，再加入 25g 食鹽拌勻。

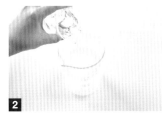

2
接著加入 125ml 椰子油起泡劑，攪拌溶解。

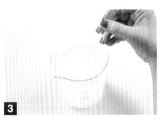

3
接著倒入 50ml 的酒精，均勻混合。

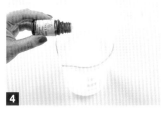

4
最後滴入 30 滴沉香醇百里香精油。

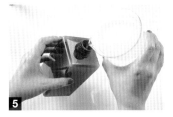

5
攪拌均勻後，裝瓶即完成。

▍延伸運用

肉桂葉殺菌清潔劑
肉桂是消毒殺菌的好幫手，還能為家裡增添溫暖的異國氣息。

肉荳蔻消毒清潔劑
本身有一股溫暖多層次的香料味，很適合運用在廚房空間中。

丁香花苞速效清潔劑
具有很強的潔淨和防腐效果，清新的香氣是居家清潔的精油常備選項。

Memo

保存期限：6 個月
保存方法：室溫保存，避免陽光直射。
使用方法：用海綿、菜瓜布沾清潔劑使用，再以清水洗淨。
注意事項：雖然使用溫和無毒的精油和成分，仍應盡量避免誤食。

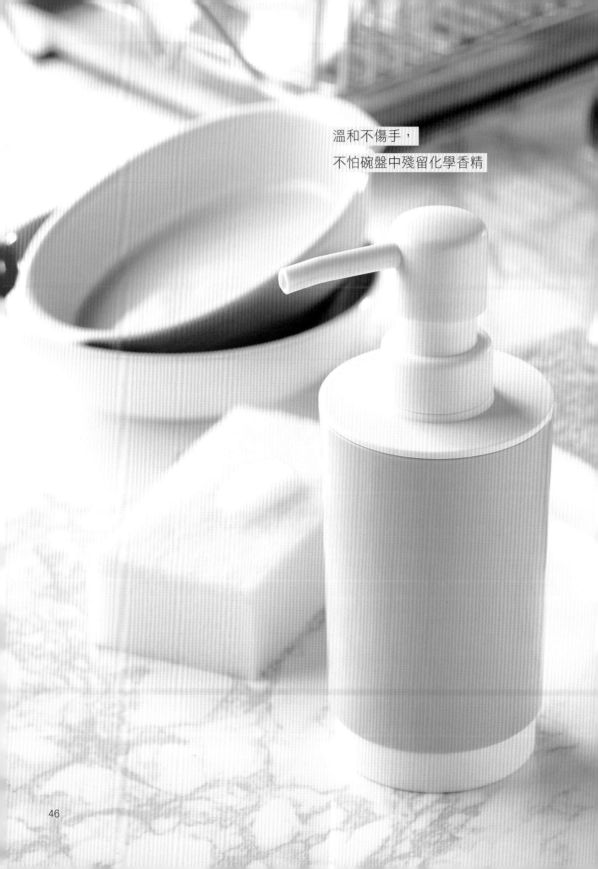

溫和不傷手，
不怕碗盤中殘留化學香精

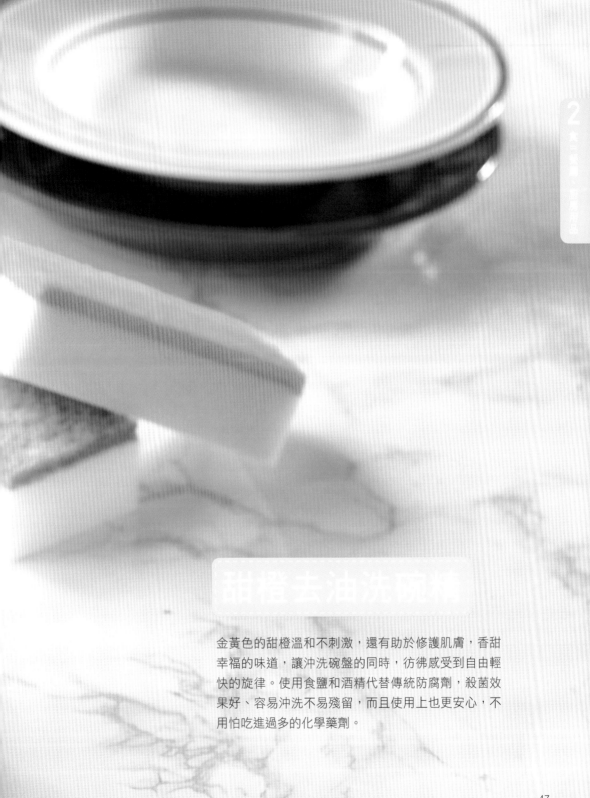

甜橙去油洗碗精

金黃色的甜橙溫和不刺激，還有助於修護肌膚，香甜
幸福的味道，讓沖洗碗盤的同時，彷彿感受到自由輕
快的旋律。使用食鹽和酒精代替傳統防腐劑，殺菌效
果好、容易沖洗不易殘留，而且使用上也更安心，不
用怕吃進過多的化學藥劑。

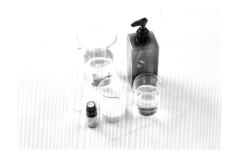

▍工具

- 1000ml 燒杯
- 攪拌棒
- 600ml 以上的避光壓頭瓶
- 量匙

▍材料

水	350ml
椰子油起泡劑	125ml
食鹽	45g
酒精	25ml
甜橙精油	30 滴
	（約 1.5ml）

▍作法

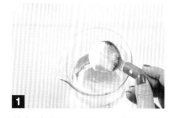

1 燒杯中倒入 350ml 的水，並加入食鹽 45g。

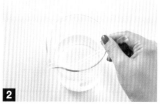

2 用攪拌棒充分攪拌到食鹽完全溶解。

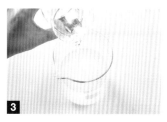

3 接著倒入 125ml 的椰子油起泡劑，充分攪拌溶解。

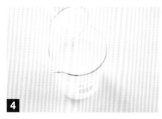

4 再倒入酒精 25ml 後，攪拌混合均勻。

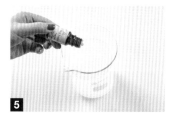

5 加入甜橙精油 30 滴，攪拌均勻。

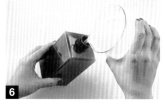

6 裝瓶即完成。

▍延伸運用

① **檸檬抗菌洗碗精**
檸檬清潔殺菌效果好，宜人的香氣還可以舒緩焦慮情緒。

② **茶樹去霉洗碗精**
茶樹的清潔力強，能有效抑制許多常見的細菌，提升免疫力。

③ **葡萄柚清香洗碗精**
酸甜的氣味有提振精神的作用，消毒殺菌的功效也很好。

Memo

保存期限：6 個月
保存方法：室溫保存，避免陽光直射。
使用方法：同一般洗碗精，以海綿、菜瓜布沾取後清洗碗盤，再以清水沖洗乾淨。
注意事項：① 使用後需蓋好瓶蓋，以防酒精揮發及食鹽於瓶口周圍結晶，但若產生食鹽結晶，也不影響品質。
② 雖然使用溫和無毒的精油和成分，仍應盡量避免誤食。

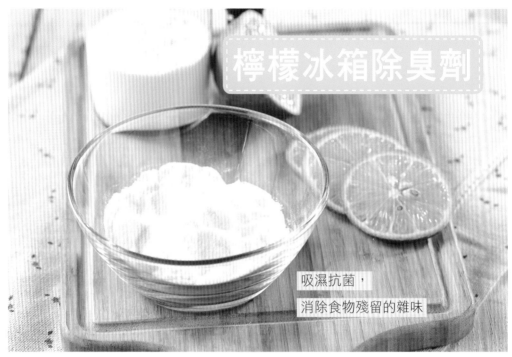

檸檬冰箱除臭劑

吸濕抗菌，
消除食物殘留的雜味

封閉的冰箱裡雖然只有 4-8℃，但細菌和黴菌依然會緩慢生長，而且充斥著五味雜陳的難聞氣味，這時候就要用可人的檸檬香氣來整頓！打開冰箱，也猶如在享受芳香療法的薰陶。

▌工具

- 玻璃容器
- 量匙

▌材料

小蘇打粉 50g
檸檬精油 .. 6-10 滴

▌延伸運用

❶ **甜橙芳香冰箱除臭劑**
甜橙的氣味清甜，不會讓冰箱裡的食物味道變得突兀。

❷ **佛手柑消毒冰箱除臭劑**
略帶花香的佛手柑精油，除了消毒殺菌外，還能舒緩緊繃的情緒。

❸ **葡萄柚抑菌冰箱除臭劑**
葡萄柚的清潔力強，可以抑制細菌孳生，清新平衡的香氣也很舒適。

▌作法

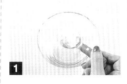
1

取 1 個約飯碗大小的玻璃容器，倒入約 50g 小蘇打粉。

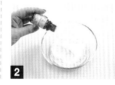
2

在小蘇打粉四周滴 6-10 滴檸檬精油。

TIP 不要攪拌粉末，方便小蘇打粉吸水氣。

Memo

保存期限：每1-2個月需更新。
使用方法：不需包覆，直接置於冰箱冷藏室中。
注意事項：也可以替換成喜歡的香氣，但建議使用柑橘類精油。冰箱裡不適合花香調精油，和食物的味道不搭。

檸檬排油煙機去汙劑

排油煙機上卡滿了黏膩油垢，怎麼刷都刷不掉……別擔心，檸檬精油的神奇除油力，不僅用在皮膚上有效，在居家清潔上一樣能派上用場！再結合能夠溶解油汙的天然橘油加強輔助，效果雙倍，成分卻更溫和安心，還可以在清潔油漬的同時享受檸檬香氣，讓心情跟著愉悅起來。

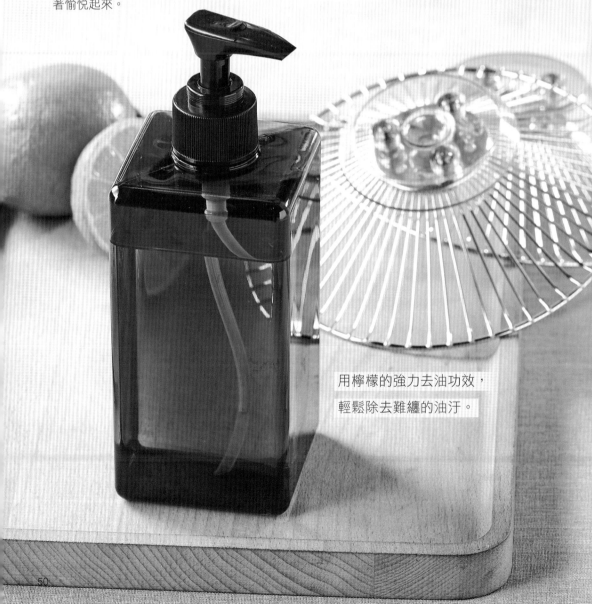

用檸檬的強力去油功效，
輕鬆除去難纏的油汙。

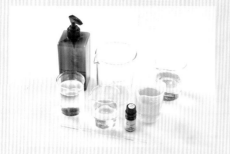

▌工具

- 500ml 燒杯
- 攪拌棒
- 500ml 避光壓頭瓶

▌材料

椰子油起泡劑	150ml
TWEEN 20	150ml
橘油	100ml
酒精	100ml
檸檬精油	30 滴
	（約 1.5ml）

▌作法

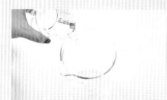

1 在燒杯中倒入 150ml 椰子油起泡劑。

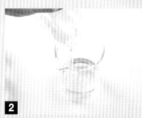

2 再加入 150ml TWEEN 20。

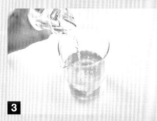

3 接著再將 100ml 橘油、100ml 酒精倒進燒杯中。

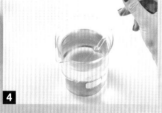

4 用攪拌棒將所有材料充分攪拌均勻。

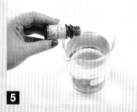

5 最後滴入 30 滴檸檬精油。

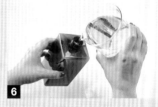

6 待充分混合後，裝入瓶中。

延伸運用

迷迭香排油煙機去汙劑
帶有迷人清草味的迷迭香，除了殺菌、去油作用外，還有防霉功效。

大西洋雪松排油煙機去汙劑
木質香氣的大西洋雪松可以安定心神，還有強效的去油、抗菌力。

薄荷排油煙機去汙劑
薄荷能有效去除油漬，清涼香氣也能為廚房帶來煥然一新的感覺。

Memo

保存期限：6 個月
保存方法：室溫保存，避免陽光直射。
使用方法：① 以小毛刷沾去汙劑，塗抹在排油煙機的油漬處，靜置 10-20 分鐘。
② 戴上手套以廚房紙巾輕鬆擦去油漬。油漬去除後，再以紙巾擦拭乾淨。
注意事項：雖然使用溫和無毒的精油和成分，仍應盡量避免誤食。

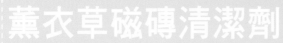

薰衣草磁磚清潔劑

薰衣草在拉丁文中有「清潔」的意思,除了抗菌外,除臭效果也很優異,再加上可以乳化油漬的椰子油起泡劑、TWEEN 20 和酒精、橘油輔助,就能做出溫和不傷磁磚的超強效清潔劑,將附著了經年累月的油漬及頑強汙垢分解殆盡。淡淡的薰衣草香讓人猶如身在母親溫暖的懷抱中放鬆,讓廚房成為最美麗的風景!

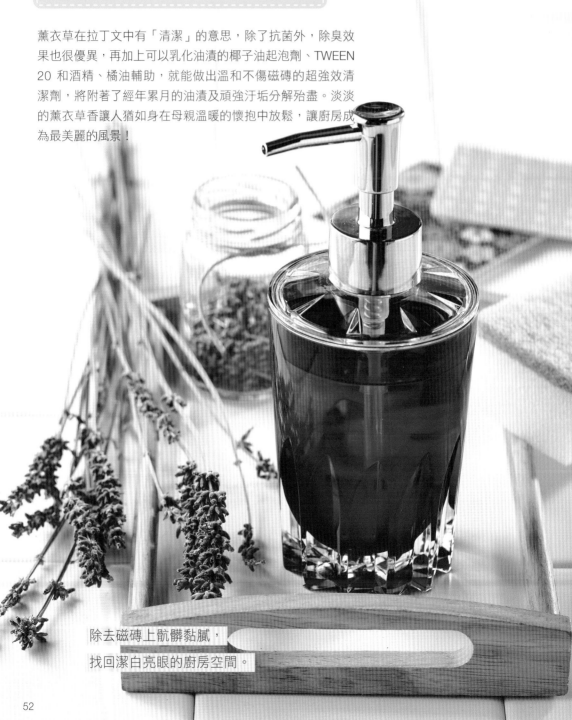

除去磁磚上骯髒黏膩,
找回潔白亮眼的廚房空間。

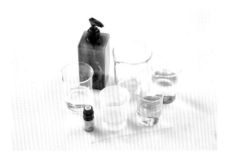

▌工具

- 500ml 燒杯
- 攪拌棒
- 500ml 以上避光壓頭瓶

▌材料

椰子油起泡劑	100ml
TWEEN 20	100ml
橘油	100ml
酒精	200ml
薰衣草精油	30 滴
	（約 1.5ml）

▌作法

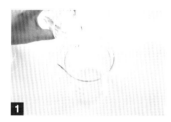

1 先在燒杯中，倒入 100ml 椰子油起泡劑。

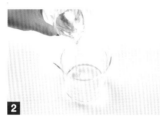

2 再加入 100ml TWEEN 20。

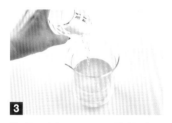

3 接著再倒入 100ml 的橘油、200ml 酒精。

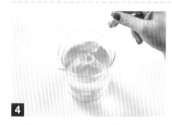

4 用攪拌棒充分攪拌均勻。

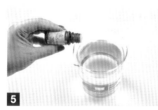

5 滴入 30 滴薰衣草精油。

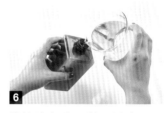

6 攪拌均勻後，裝入避光壓頭瓶中即完成。

▌延伸運用

① 尤加利磁磚抗菌清潔劑
除了殺菌、抗蟎外，澳洲尤加利香氣還有淨化空氣、保護呼吸系統的作用。

② 檸檬香茅磁磚除臭清潔劑
檸檬香茅能除臭、驅蟲，清新香氣讓你在做菜時也有渡假般的心情。

③ 玫瑰天竺葵磁磚芳香清潔劑
玫瑰天竺葵精油能消炎殺菌，奢華的香氣讓人彷彿置身浪漫天堂。

Memo

保存期限：6 個月
保存方法：室溫保存，避免陽光直射。
使用方法：① 戴上手套後，以廚房紙巾沾取清潔劑，擦拭磁磚上的油垢。
　　　　　② 油垢去除後，再以紙巾，將瓷磚擦拭乾淨。
注意事項：無

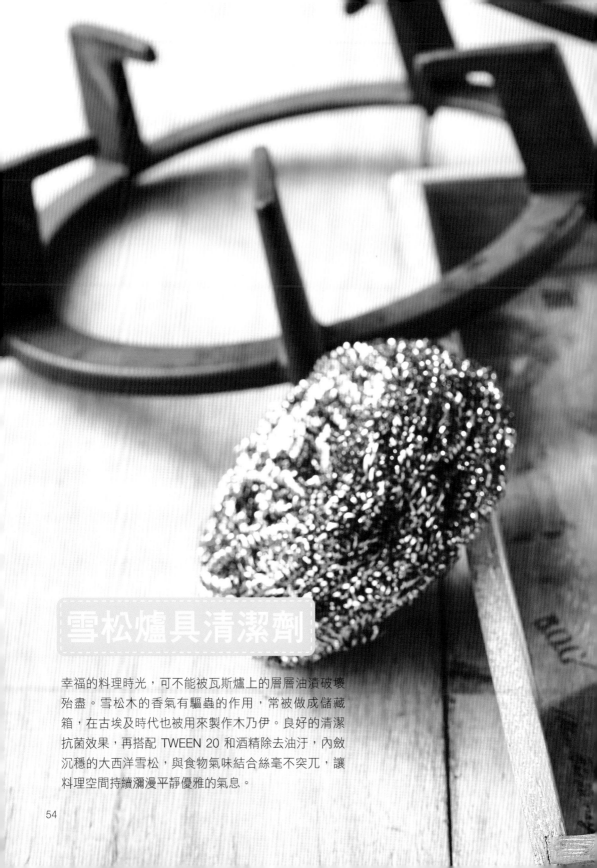

雪松爐具清潔劑

幸福的料理時光，可不能被瓦斯爐上的層層油漬破壞
殆盡。雪松木的香氣有驅蟲的作用，常被做成儲藏
箱，在古埃及時代也被用來製作木乃伊。良好的清潔
抗菌效果，再搭配 TWEEN 20 和酒精除去油汙，內斂
沉穩的大西洋雪松，與食物氣味結合絲毫不突兀，讓
料理空間持續瀰漫平靜優雅的氣息。

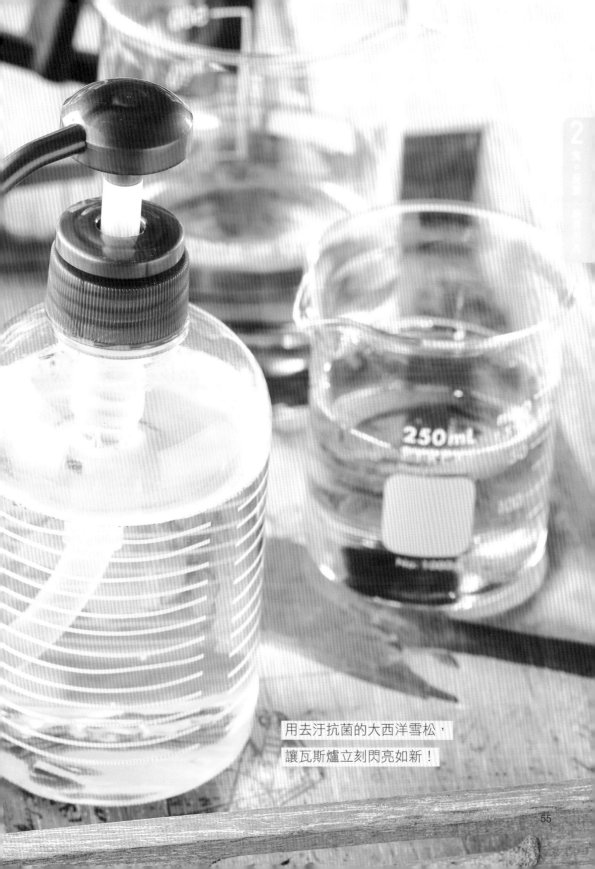

用去汙抗菌的大西洋雪松，
讓瓦斯爐立刻閃亮如新！

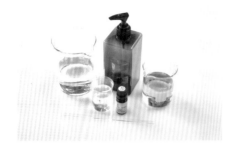

▌工具

- 500ml 燒杯
- 攪拌棒
- 550ml 以上的
  避光壓頭瓶

▌材料

水 300ml
TWEEN 20 .... 150ml
酒精 50ml
大西洋雪松精油 .... 30 滴
　　　　　　　（約 1.5ml）

▌作法

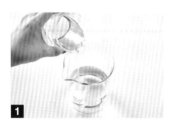

1 在燒杯中倒入 300ml 的水，再加入 150ml 的 TWEEN 20。

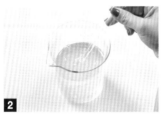

2 用攪拌棒均勻攪拌混合，此時液體呈微微的乳白色。

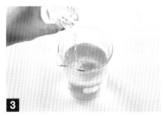

3 接著倒入 50ml 酒精。

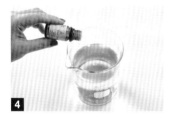

4 滴入大約 30 滴的大西洋雪松精油。

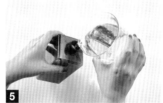

5 充分均勻混合後，裝瓶。

▌延伸運用

① **苦橙葉爐具去油清潔劑**
帶有淡淡花香的苦橙葉，不僅能去除油漬，還可以除臭及增強免疫力。

② **萊姆爐具清新清潔劑**
萊姆精油是天然的消毒劑，可以提高清潔效果，同時淨化家中空氣。

③ **薰衣草爐具抗菌清潔劑**
薰衣草不僅具有清潔、抗菌的作用，還能達到對皮膚有消炎鎮靜的功效。

Memo

保存期限：6 個月
保存方法：室溫保存，避免陽光直射。
使用方法：① 以廚房紙巾沾取後，直接擦拭於瓦斯爐汙漬處。
　　　　　② 如果是陳年老垢，建議改用菜瓜布沾取後清理。
注意事項：無

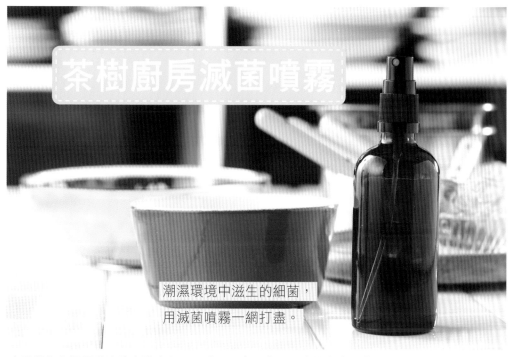

茶樹廚房滅菌噴霧

潮濕環境中滋生的細菌，
用滅菌噴霧一網打盡。

廚房難免有細屑殘渣堆在陰暗處，長時間下來，容易滋生許多微生物。茶樹精油不但有木質的宜人氣味，同時對細菌、黴菌、病毒這三類微生物，也具有廣泛性的抗菌抗黴作用。

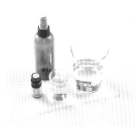

▌工具

- 500ml 燒杯
- 500ml 避光噴霧瓶
- 攪拌棒

▌材料

酒精	200ml
水	50ml
茶樹精油	50 滴
	（約 2.5ml）

▌延伸運用

百里香廚房滅菌噴霧
百里香的抗菌效果極強，但要注意高血壓患者和孕婦禁用。

尤加利廚房滅菌噴霧
清潔力很高的澳洲尤加利，能有效殺死廚房中滋生的細菌、病毒。

檜木廚房滅菌噴霧
檜木殺菌力強、同時有除臭功效，能讓廚房散發沉穩舒緩的香氣。

▌作法

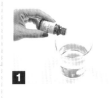

1 在燒杯中倒入 200ml 酒精、50ml 清水、50 滴茶樹精油。

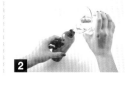

2 均勻攪拌後，裝入避光噴霧瓶中即完成。

Memo

保存期限：6 個月
保存方法：室溫保存，避免陽光直射。
使用方法：① 噴灑於廚房地板，牆角容易積汙垢的地方。
　　　　　② 噴灑後，打開窗戶，讓滅菌噴霧劑散發。
注意事項：酒精會著火，使用時須避開火源。

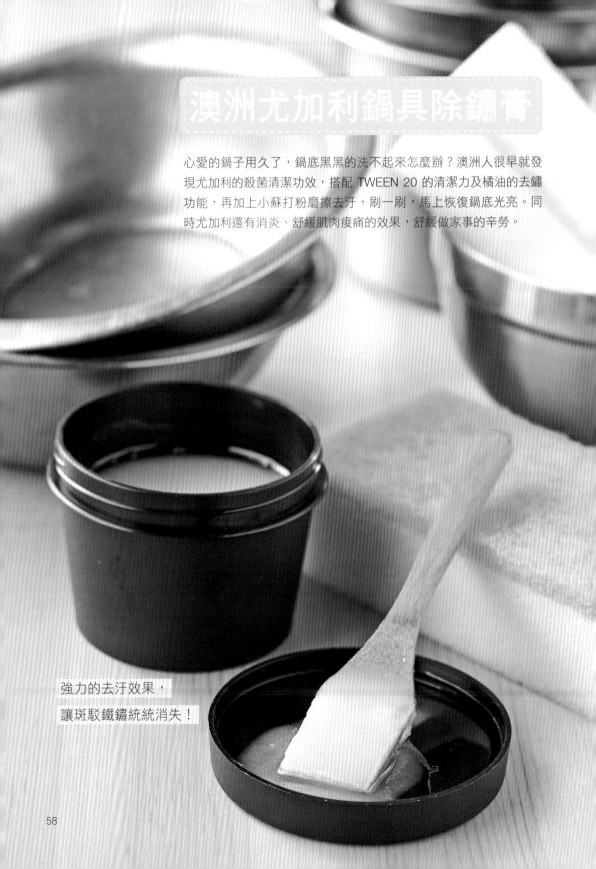

澳洲尤加利鍋具除鏽膏

心愛的鍋子用久了，鍋底黑黑的洗不起來怎麼辦？澳洲人很早就發現尤加利的殺菌清潔功效，搭配 TWEEN 20 的清潔力及橘油的去鏽功能，再加上小蘇打粉磨擦去汙，刷一刷，馬上恢復鍋底光亮。同時尤加利還有消炎、舒緩肌肉痠痛的效果，舒緩做家事的辛勞。

強力的去汙效果，
讓斑駁鐵鏽統統消失！

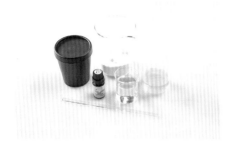

工具

- 500ml 燒杯
- 500ml 避光廣口瓶
- 磅秤

材料

TWEEN 20 .... 50ml
橘油 50ml
小蘇打粉 100g
澳洲尤加利精油 .... 40 滴
（約 2ml）

作法

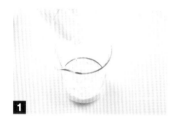

1 在 100g 小蘇打粉中，倒入 50ml 的 TWEEN 20。

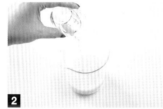

2 再加入 50ml 橘油。

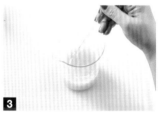

3 用攪拌棒充分混合，攪拌成均勻膏狀。

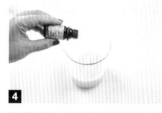

4 最後滴入 40 滴澳洲尤加利精油，拌勻。

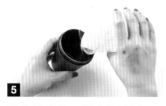

5 裝入避光廣口瓶中即完成。

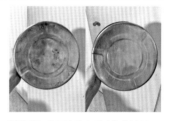

CHECK 使用除鏽膏刷洗後的效果。

延伸運用

- **薰衣草鍋具除鏽膏**
  有強效的清潔力和抗菌功能，但懷孕初期或低血壓患者避免使用。

- **百里香鍋具除鏽膏**
  沉香醇百里香除了消毒抗菌外，還有幫助消化的作用，很適合用在廚具上。

- **薄荷鍋具除鏽膏**
  薄荷涼爽清新又具殺菌力，可以防腐外，還能預防細菌感染。

Memo

保存期限：建議立即使用，最長保存一週。
保存方法：室溫保存，避免陽光直射。
使用方法：① 戴上塑膠手套，以鐵刷或菜瓜布沾除鏽膏，塗抹在鍋具髒汙處靜置 10-20 分鐘，陳年老垢可隔夜靜置。
② 等鏽垢開始溶解後，用菜瓜布用力刷洗，再用清水沖洗乾淨。
注意事項：① 除鏽膏放久後，小蘇打粉會沉澱到底下，使用前需再次攪拌均勻。
② 不沾鍋、琺瑯等容易磨損的材質，請避免使用鐵刷刷洗。

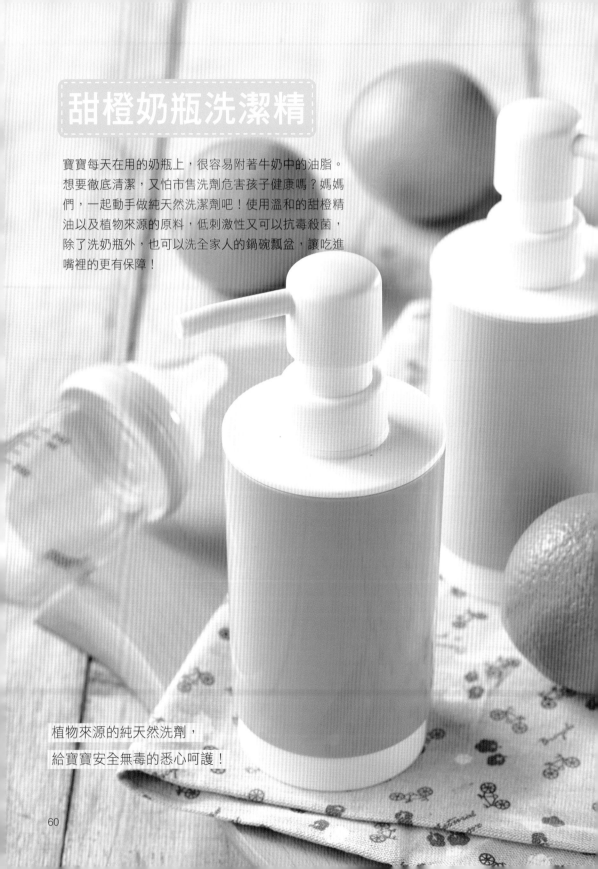

甜橙奶瓶洗潔精

寶寶每天在用的奶瓶上，很容易附著牛奶中的油脂。
想要徹底清潔，又怕市售洗劑危害孩子健康嗎？媽媽
們，一起動手做純天然洗潔劑吧！使用溫和的甜橙精
油以及植物來源的原料，低刺激性又可以抗毒殺菌，
除了洗奶瓶外，也可以洗全家人的鍋碗瓢盆，讓吃進
嘴裡的更有保障！

植物來源的純天然洗劑，

給寶寶安全無毒的悉心呵護！

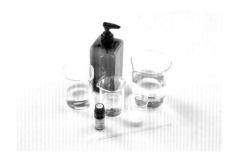

工具

- 1000ml 燒杯
- 攪拌棒
- 量匙
- 1000ml 避光壓頭瓶

材料

水	325ml
食鹽	12.5g
椰子油起泡劑	75ml
酒精	100ml
甜橙精油	30 滴
	（約 1.5ml）

作法

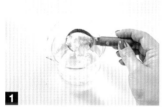

1 在燒杯中倒入 325ml 水、12.5g 食鹽。

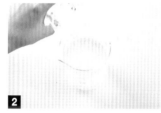

2 接著再加入 75ml 的椰子油起泡劑、100ml 酒精。

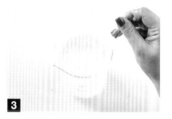

3 用攪拌棒均勻混合。

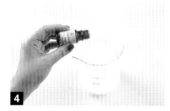

4 最後再滴入 30 滴甜橙精油後，攪拌均勻。

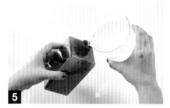

5 裝入避光壓頭瓶中即完成。

延伸運用

檸檬奶瓶抗菌洗潔精
具有抗菌、抗病毒的功能，還可以幫助調節消化系統。

佛手柑奶瓶消毒洗潔精
佛手柑帶有淡淡的花香氣息，能有效殺菌並提高免疫力。

葡萄柚奶瓶去油洗潔精
酸甜的葡萄柚香氣，除了清潔消毒外，也有預防感冒的功效。

Memo

保存期限：6 個月
保存方法：室溫保存，避免陽光直射。
使用方法：以 1：5 的比例稀釋水和洗潔精後，將奶瓶浸泡數分鐘，再以奶瓶刷清潔，最後用清水洗淨即可。
注意事項：① 使用後請蓋好瓶蓋，以防酒精揮發及食鹽結晶留於瓶口周圍。瓶口若出現食鹽結晶為自然現象，不影響品質。
② 雖然使用溫和無毒的精油和成分，仍應盡量避免誤食。

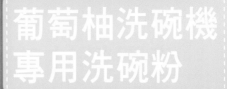

葡萄柚洗碗機專用洗碗粉

許多市售碗盤清潔劑都添加了葡萄柚成分，也因此葡萄柚「去油汙」的名聲廣為人知。一般洗碗精會產生許多浮在水面上「泡泡」，洗碗機會沖不掉，所以必須使用專用洗碗粉。運用小蘇打粉的清潔功能，加一點椰子油起泡劑和葡萄柚精油，就能完成好用又方便的洗碗粉喔！

自己動手做洗碗機的清潔劑，

不但可以殺菌，還能讓碗盤亮晶晶！

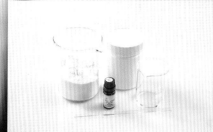

工具

- 500ml 燒杯
- 攪拌棒
- 磅秤
- 500ml 避光廣口瓶

材料

小蘇打粉 300g
椰子油起泡劑 10ml
葡萄柚精油 .... 60 滴
　　　　　　　　（約 3ml）

作法

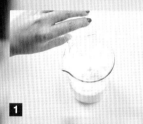

1

在燒杯中倒入 300g 小蘇打粉和 10ml 椰子油起泡劑。

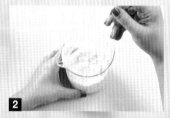

2

用攪拌棒充分攪拌均勻。

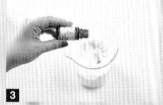

3

混合均勻後，再滴入 60 滴的葡萄柚精油。

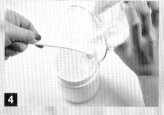

4

拌勻後，裝入避光廣口瓶中即完成。

延伸運用

檸檬洗碗機專用洗碗粉
檸檬兼具殺菌和抑制黴菌的功效，很適合清洗容易潮濕發霉的碗盤。

甜橙洗碗機專用洗碗粉
甜橙中的檸檬稀具有強效的殺菌力，可以讓碗盤和洗碗機一起變乾淨。

檸檬香茅洗碗機專用洗碗粉
檸檬香茅的清潔效果良好，在印度醫學中也常被用來預防傳染病。

Memo

保存期限：6 個月
保存方法：室溫保存，避免陽光直射。
使用方法：依照洗碗機專用洗潔粉流程使用即可。
注意事項：無

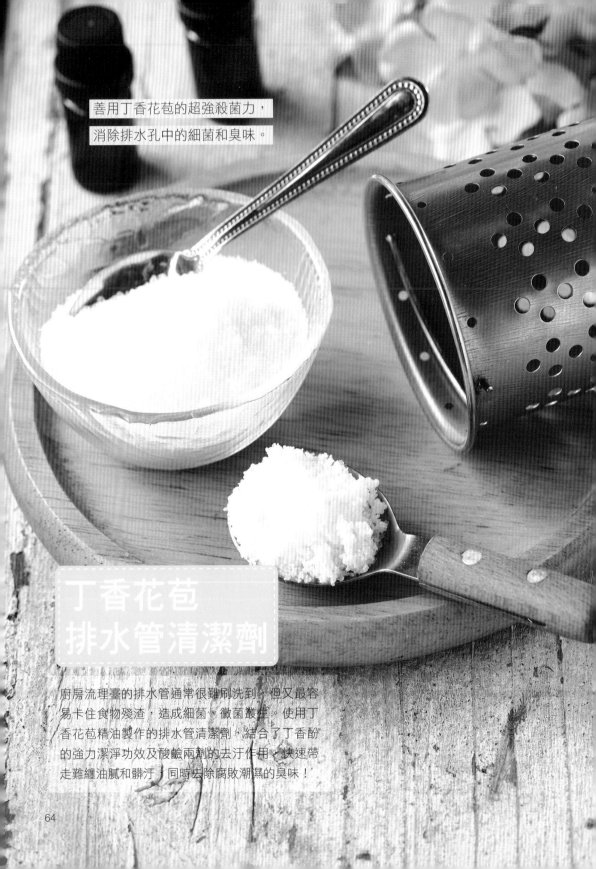

善用丁香花苞的超強殺菌力，
消除排水孔中的細菌和臭味。

丁香花苞
排水管清潔劑

廚房流理臺的排水管通常很難刷洗到，但又最容
易卡住食物殘渣，造成細菌、黴菌叢生。使用丁
香花苞精油製作的排水管清潔劑，結合了丁香酚
的強力潔淨功效及酸鹼兩劑的去汙作用，快速帶
走難纏油膩和髒汙，同時去除腐敗潮濕的臭味！

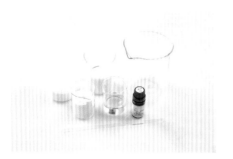

▌工具

- 2 個 250ml 燒杯
- 攪拌棒
- 2 個 150ml 避光廣口瓶
- 磅秤

▌材料

A 劑：
過碳酸鈉 50g
小蘇打粉 50g
TWEEN 20 .... 20ml
丁香花苞精油 .... 10 滴
　　　　　　（約 0.5ml）

B 劑：
檸檬酸 100g

▌作法

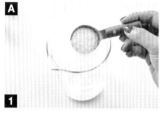
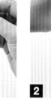
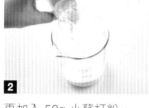
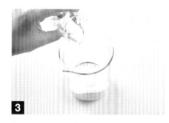

1 先在燒杯中倒入 50g 的過碳酸鈉。

2 再加入 50g 小蘇打粉。

3 倒入 20ml 的 TWEEN 20。

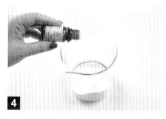
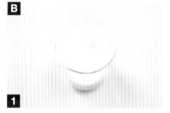
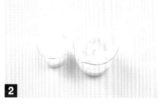

4 最後滴入 10 滴丁香花苞精油後攪拌混合成「A 劑」。

B 1 先量好 100g 的檸檬酸，做為「B 劑」。

2 完成 A、B 兩劑，裝入避光廣口瓶或直接使用即可。

▌延伸運用

❶ 肉豆蔻排水孔殺菌清潔劑
也可改用同樣具有強效抗菌力的肉豆蔻。

檸檬香茅排水孔驅蟲清潔劑
除了殺菌除臭外，還有驅蟲、除蟎功效，適合過敏性鼻炎患者使用。

百里香排水孔除臭清潔劑
沉香醇百里香可以有效吸附異味，達到良好的除臭效果。

Memo

保存期限：製作完成立刻使用。
使用方法：① 將混合好的 A 劑倒入排水孔中，用竹
　　　　　　筷攪拌，幫助粉末進入排水孔。
　　　　　② 接著倒入 B 劑，覆蓋在 A 劑上。
　　　　　③ 慢慢倒入 500ml 清水，檸檬酸溶化後
　　　　　　會和小蘇打酸鹼中和、開始起泡。
　　　　　④ 靜置 1 小時等泡泡消失後，再用大量清
　　　　　　水沖洗，達到除臭／殺菌／清潔效果。
注意事項：丁香花苞精油刺激性高，請注意不要直接
　　　　　　觸碰皮膚，避免皮膚灼傷。

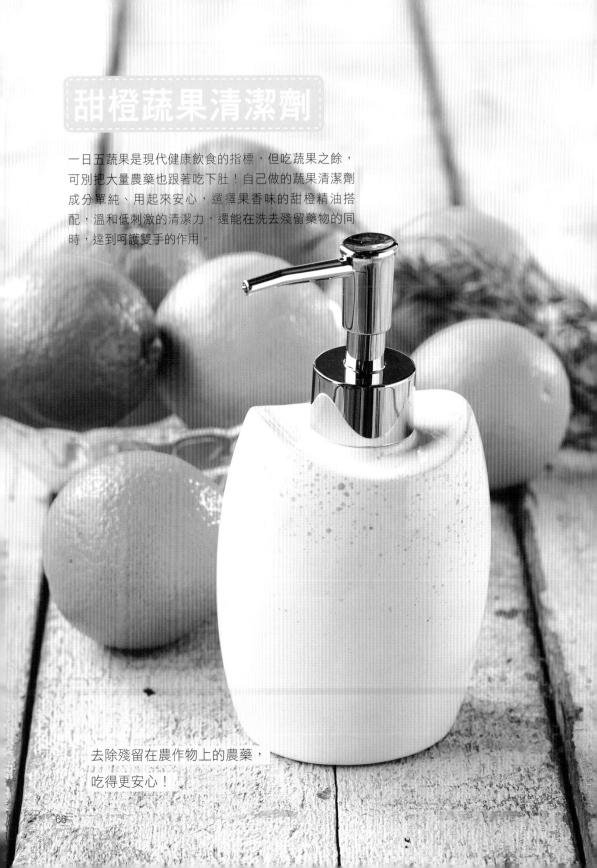

甜橙蔬果清潔劑

一日五蔬果是現代健康飲食的指標，但吃蔬果之餘，
可別把大量農藥也跟著吃下肚！自己做的蔬果清潔劑
成分單純、用起來安心，選擇果香味的甜橙精油搭
配，溫和低刺激的清潔力，還能在洗去殘留藥物的同
時，達到呵護雙手的作用。

去除殘留在農作物上的農藥，
吃得更安心！

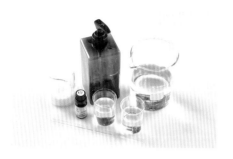

▌工具

- 500ml 燒杯
- 攪拌棒
- 磅秤
- 500ml 避光壓頭瓶

▌材料

水	350ml
椰子油起泡劑	50ml
食鹽	50g
酒精	50ml
甜橙精油	30 滴
	（約 1.5ml）

▌作法

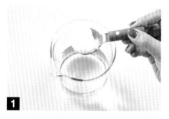

1 在燒杯中倒入水 350ml，加入 50g 的食鹽。

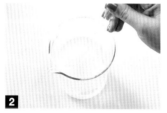

2 充分攪拌到食鹽溶解。

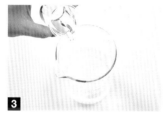

3 加入 50ml 椰子油起泡劑。

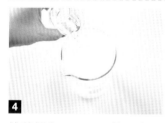

4 接著倒入 50ml 酒精，充分攪拌。

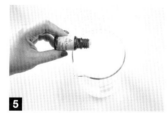

5 最後滴入 30 滴甜橙精油。

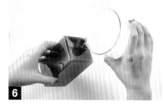

6 拌勻後，裝入避光壓頭瓶中即完成。

▌延伸運用

◐ **檸檬蔬果清香清潔劑**
清甜的果香味很適合用在廚房中，消毒殺菌外，還有助於舒緩焦慮。

◐ **茶樹蔬果溫和清潔劑**
抗敏感、低刺激的茶樹精油，能有效抑制多種致病細胞及黴菌。

◐ **葡萄柚蔬果潔淨清潔劑**
酸甜的葡萄柚具備消毒的功效，同時還能舒緩做家事的情緒疲勞。

Memo

保存期限：6 個月
保存方法：室溫保存，避免陽光直射。
使用方法：以 1:100 的比率稀釋水和蔬果清潔劑後，將蔬果浸泡 1 分鐘，再用清水洗淨即可。
注意事項：① 使用後請蓋好瓶蓋，以防酒精揮發及食鹽結晶留於瓶口周圍。若瓶口出現食鹽結晶為自然現象，不影響品質。
② 蔬果清潔劑雖然使用溫和無毒的精油和成分，仍應盡量避免誤食。

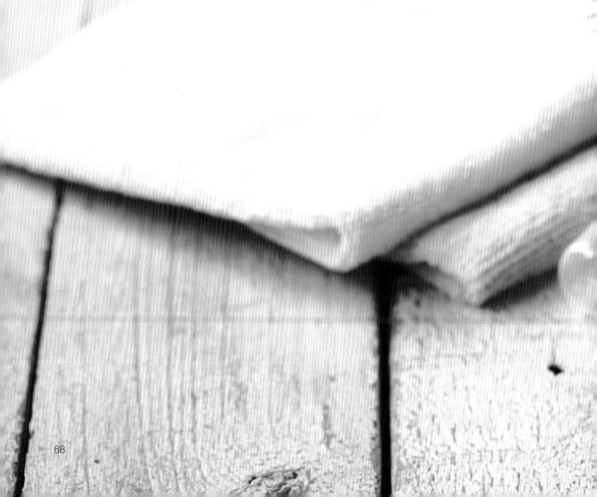

迷迭香餐桌
去油潔淨噴霧

吃完飯後，看到餐桌上殘留著湯湯水水的油漬，好心情瞬間消失了一半？用迷迭香精油做一瓶餐桌專用的去油噴霧劑，隨時噴一噴，讓飄散迷迭香香氣的椰子油起泡劑和酒精乳化桌上油漬，輕輕一擦，快速帶走油汙，給你一個舒適清新的用餐空間。

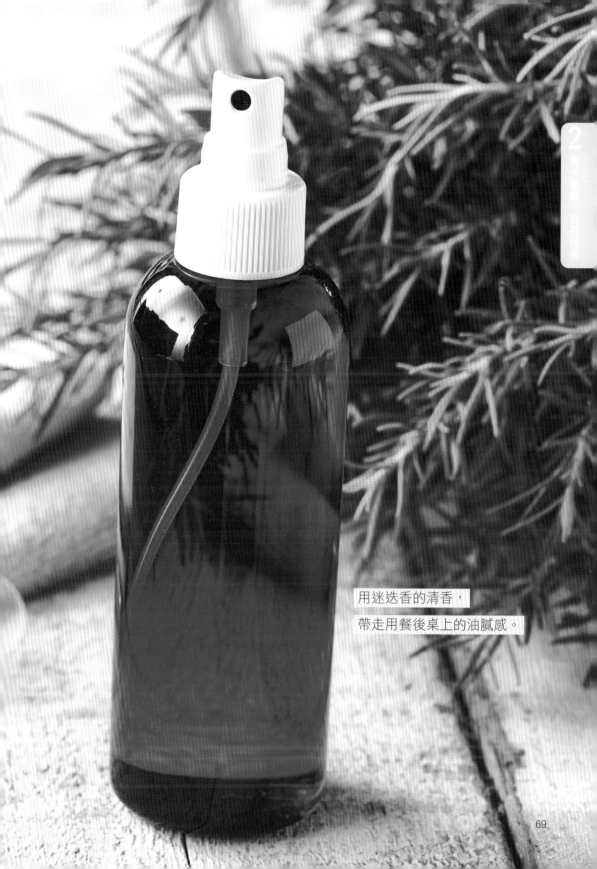

用迷迭香的清香，
帶走用餐後桌上的油膩感。

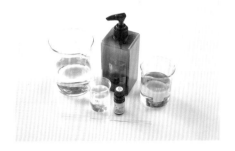

▌工具

- 500ml 燒杯
- 攪拌棒
- 500ml 避光噴頭瓶

▌材料

水	225ml
酒精	20ml
椰子油起泡劑	5ml
迷迭香精油	5 滴

▌作法

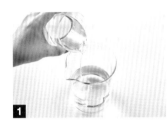

1 先在 500ml 的燒杯中倒入 225ml 的水,接著再倒入 20ml 酒精。

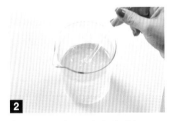

2 加入 5ml 椰子油起泡劑。

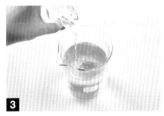

3 用攪拌棒充分混合均勻。

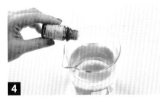

4 最後滴上 5 滴迷迭香精油。

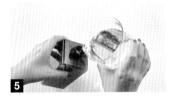

5 拌勻後,裝入避光噴頭瓶中即完成。

▌延伸運用

① **茶樹餐桌防霉潔淨噴霧**
茶樹具有廣泛性的抗菌、抗黴、清潔作用,清新的香氣也具有舒緩功效。

② **葡萄柚餐桌清新潔淨噴霧**
酸中帶甜的氣息不會過於甜膩,除了殺菌外,也可以讓思緒更為清晰。

③ **檸檬香茅餐桌抗菌潔淨噴霧**
時常被運用在料理中的檸檬香茅,具有殺菌作用,香氣也不會和食物衝突。

> **Memo**
> 保存期限:2 個月
> 保存方法:室溫保存,避免陽光直射。
> 使用方法:直接噴灑於餐桌上,再用紙巾擦拭乾淨。
> 注意事項:無

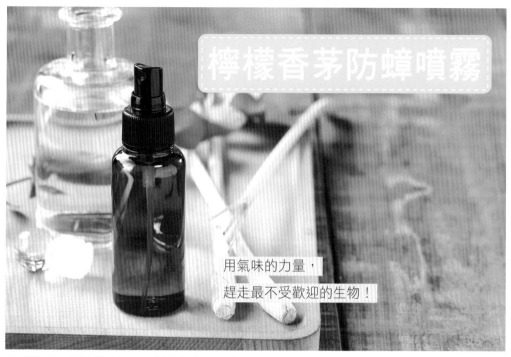

檸檬香茅防蟑噴霧

用氣味的力量，

趕走最不受歡迎的生物！

廚房裡讓人最畏懼的蟑螂，對於某些氣味特別抗拒，譬如：檸檬香茅、丁香、肉桂、澳洲尤加利等，只要時常在廚房或家裡櫥櫃縫隙中噴一噴，就能讓蟑螂不想靠近。

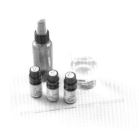

▌工具

- 250ml 燒杯
- 100ml 玻璃避光噴頭瓶

▌材料

95%酒精	100ml
檸檬香茅精油	10 滴
丁香花苞精油	5 滴
澳洲尤加利精油	5 滴

▌作法

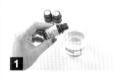

1

在 100ml 酒精中倒入 10 滴檸檬香茅、5 滴丁香花苞、5 滴澳洲尤加利精油。

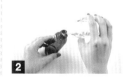
2

均勻混合後，倒入玻璃避光噴頭瓶中即完成。

▌延伸運用

肉桂防蟑噴霧

將丁香替換成肉桂，同樣具有防蟑效果。

香茅防蟑噴霧

用香茅取代檸檬香茅，驅除蟑螂外，也可以當成防蚊噴霧。

山雞椒防蟑噴霧

澳洲尤加利可以換成山雞椒，醛類精油都具有驅趕蟑螂的功效。

Memo

保存期限：6 個月
保存方法：室溫保存，避免陽光直射。
使用方法：噴灑在廚房空間及櫃子縫隙。
注意事項：具刺激性，注意不要噴到人體。

Chapter 3

衣∥更衣間、衣櫥用品

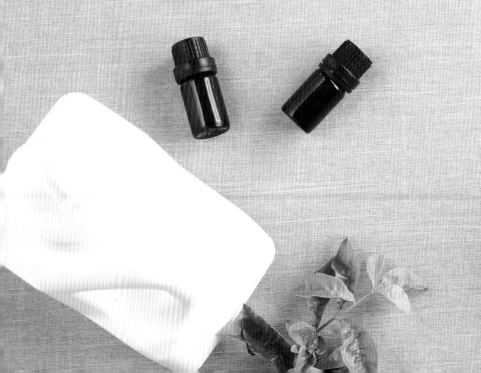

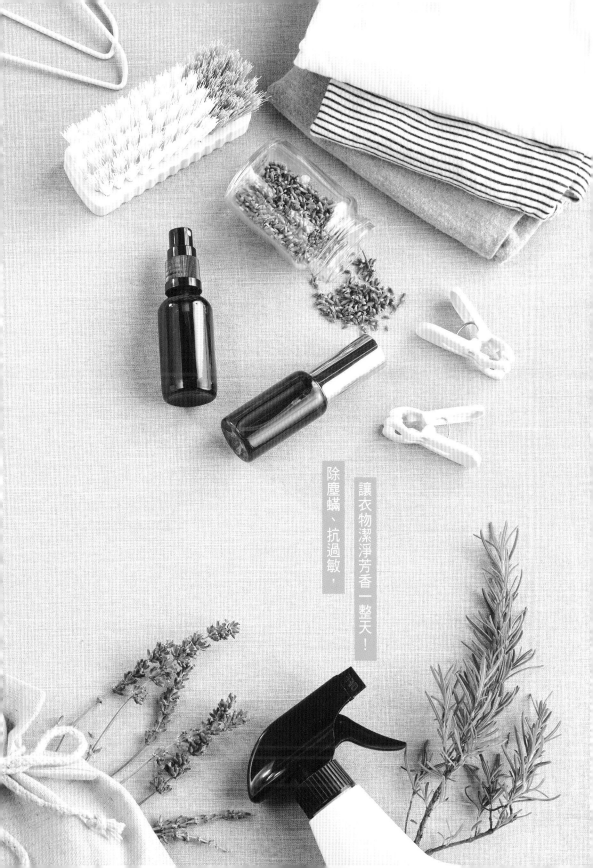

讓衣物潔淨芳香一整天！

除塵蟎、抗過敏，

讓衣服光整亮麗，
散發薰衣草的寧靜香氛！

薰衣草燙衣噴霧

精油具有軟化纖維的效果，在蒸氣型熨斗中倒入薰衣
草燙衣噴霧，透過噴出來的蒸氣，可以讓衣物變得更
平整，燙好後還會帶有淡淡的天然花香，不噴香水也
能綻放優雅寧靜的氣息。

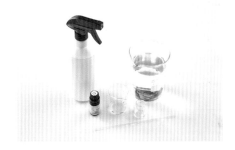

▌工具

* 1000ml 燒杯
* 攪拌棒
* 500ml 避光噴頭瓶

▌材料

水 500ml
TWEEN 20 .... 1ml
酒精 10ml
薰衣草精油 .... 20 滴
　　　　　　　（約 1ml）

▌作法

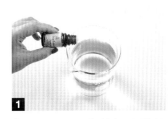

1

在 1000ml 的燒杯中裝入 500ml 清水，滴入 20 滴薰衣草精油。

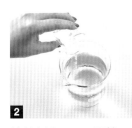

2

接著倒入 10ml 酒精、1ml 的 TWEEN 20。

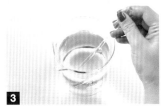

3

充分攪拌到精油溶於水中。

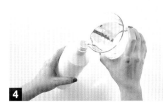

4

裝入避光噴頭瓶中即完成。

TIP 如果使用的是直立式熨斗（掛燙機），可以直接改用薰衣草純露或玫瑰純露，以 1:100 比例加入儲水槽中即可。

▌延伸運用

玫瑰芳香燙衣噴霧
被稱為「花后」的玫瑰香氣宜人，燙整後隨時都像噴灑了淡香水般清新。

橙花舒心燙衣噴霧
相當知名的抗憂鬱精油，使用在工作穿的衣服上，有緩解焦慮的作用。

澳洲尤加利抗蟎燙衣噴霧
抗敏效果極佳的澳洲尤加利，使用時隨著蒸氣飄出，也能有效抵抗塵蟎。

Memo
保存期限：2 個月
保存方法：室溫保存，避免陽光直射。
使用方法：用一般熨斗燙整衣物時，直接噴灑在衣物上使用。
注意事項：可依個人喜好選用其他種類天然精油。

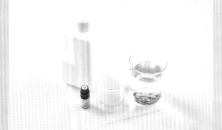

▌工具

- 500ml 燒杯
- 攪拌棒
- 500ml 避光瓶

▌材料

水 450ml
TWEEN 20 .... 50ml
薰衣草精油 .... 100 滴
　　　　　　　（約 5ml）

▌作法

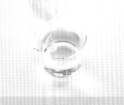

1

在 500ml 燒杯中裝 450ml
清水，再慢慢倒入 50ml 的
TWEEN 20。

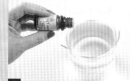

2

滴入 100 滴（約 5ml）薰衣
草精油。

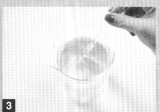

3

用攪拌棒攪拌一下，充分混
合均勻。

4

裝入避光瓶中即完成。

延伸運用

❶ **玫瑰天竺葵芳香洗衣精**
　玫瑰天竺葵香氣不僅能放鬆精神，還有消
　炎、殺菌的功效。

❷ **澳洲尤加利除蟎洗衣精**
　尤加利的氣味可以徹底驅離塵蟎，同時也
　是天然的防蚊精油。

❸ **沉香醇百里香抗菌洗衣精**
　抗菌效果十分強勁，透過氣味吸入百里
　香，比直接塗抹於肌膚更適合。

Memo

保存期限：2 個月
保存方法：室溫保存，避免陽光直射。
使用方法：如一般洗衣精的使用方法。
注意事項：無

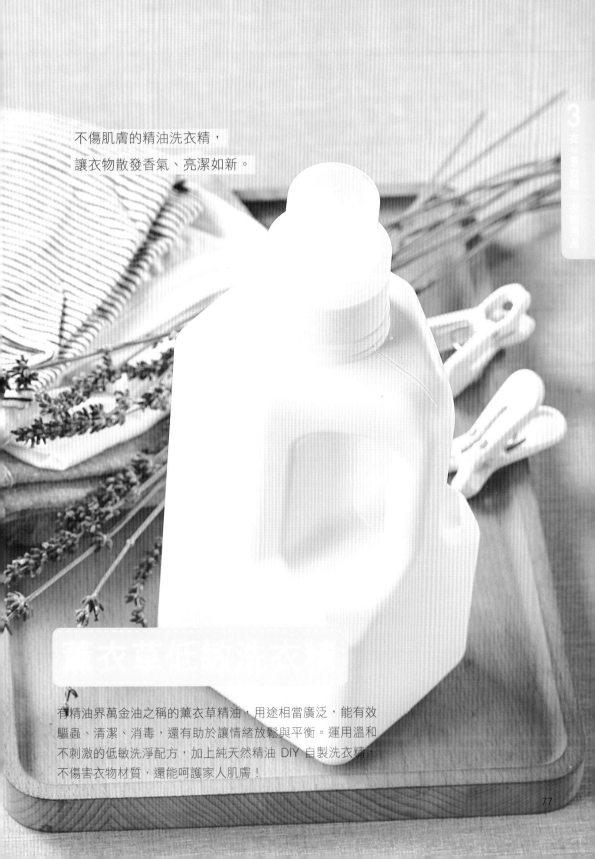

不傷肌膚的精油洗衣精，
讓衣物散發香氣、亮潔如新。

薰衣草低敏洗衣精

有精油界萬金油之稱的薰衣草精油，用途相當廣泛，能有效
驅蟲、清潔、消毒，還有助於讓情緒放鬆與平衡。運用溫和
不刺激的低敏洗淨配方，加上純天然精油 DIY 自製洗衣精，
不傷害衣物材質，還能呵護家人肌膚！

77

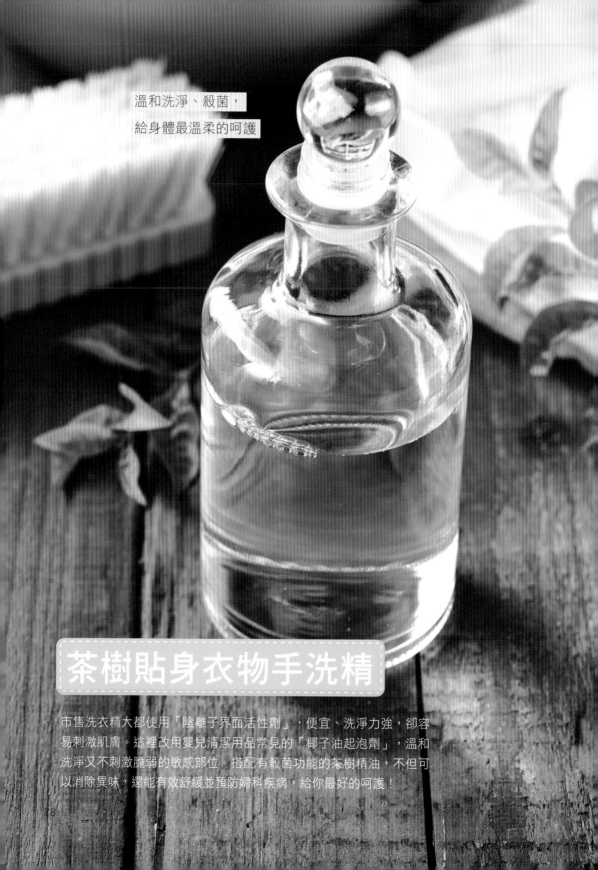

溫和洗淨、殺菌，
給身體最溫柔的呵護

茶樹貼身衣物手洗精

市售洗衣精大都使用「陰離子界面活性劑」，便宜、洗淨力強，卻容易刺激肌膚。這裡改用嬰兒清潔用品常見的「椰子油起泡劑」，溫和洗淨又不刺激脆弱的敏感部位。搭配有殺菌功能的茶樹精油，不但可以消除異味，還能有效舒緩並預防婦科疾病，給你最好的呵護！

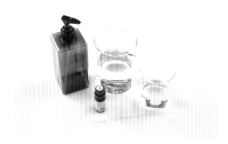

工具

- 500ml 燒杯
- 攪拌棒
- 1000ml 避光
  壓頭瓶

材料

水 400ml
椰子油起泡劑 100ml
茶樹精油 .... 100 滴
　　　　　　　（約 5ml）

作法

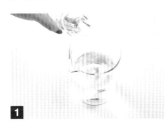

1

在 500ml 燒杯中裝 400ml
清水，緩緩倒入 100ml 椰子
油起泡劑。

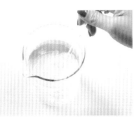

2

起泡劑剛加入水中會凝結成
團，稍微攪拌、靜置幾小時
至溶解。

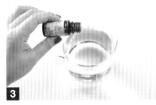

3

待均勻溶解後，再滴入 100
滴的茶樹精油，混合均勻。

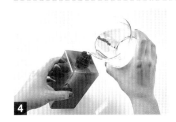

4

最後裝入避光壓頭瓶中，即
完成。

TIP 女性經期間貼身衣物上有血漬
時，可以再加入 20g 過碳酸
鈉。等溶解後將貼身衣物浸泡
10-20 分鐘後倒去浸泡液，再以
清水洗淨。

延伸運用

沉香醇百里香潔淨手洗精
溫和的氣味能同時能強效殺菌，降低細菌感染
的可能性。

綠花白千層抗菌手洗精
綠花白千層與茶樹同科，能有效抗菌，有助改
善膀胱炎及尿道感染。

玫瑰天竺葵芳香手洗精
帶著一股猶如玫瑰的花香，有平衡荷爾蒙、舒
緩情緒的功效。

Memo

保存期限：3 個月
保存方法：室溫保存，避免陽光直射。
使用方法：一臉盆清水（約 4L）加 20ml 手
　　　　　洗精，用手搓揉乾淨即可。
注意事項：無

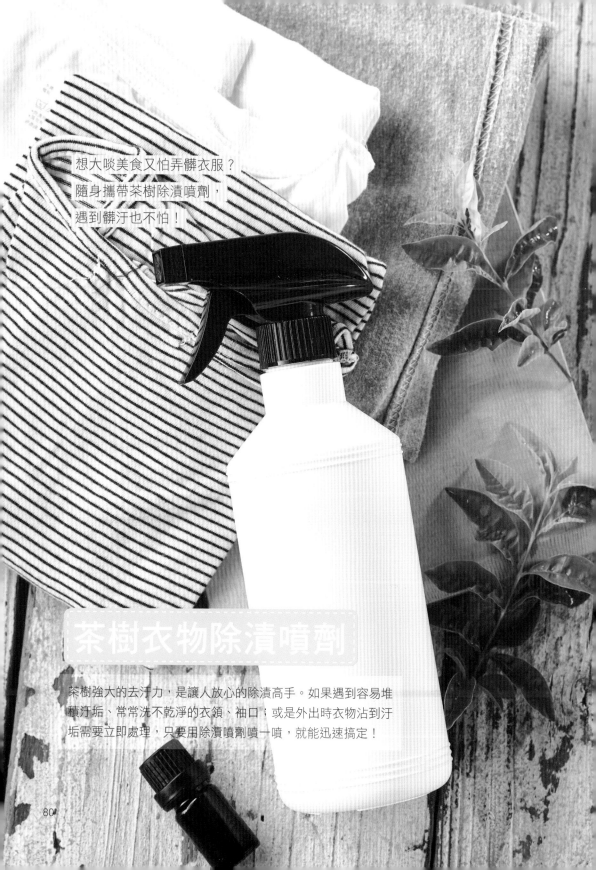

想大啖美食又怕弄髒衣服？
隨身攜帶茶樹除漬噴劑，
遇到髒汙也不怕！

茶樹衣物除漬噴劑

茶樹強大的去汙力，是讓人放心的除漬高手。如果遇到容易堆積汙垢、常常洗不乾淨的衣領、袖口；或是外出時衣物沾到汙垢需要立即處理，只要用除漬噴劑噴一噴，就能迅速搞定！

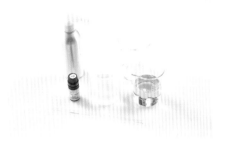

▌工具

- 250ml 燒杯
- 攪拌棒
- 500ml 避光噴頭瓶

▌材料

水 100ml
酒精 50ml
TWEEN 20 .... 100ml
茶樹精油 .... 50 滴
（約 2.5ml）

▌作法

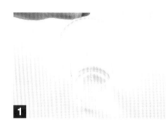
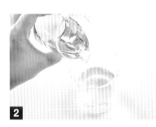
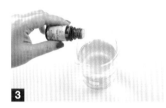

1 燒杯中裝入 100ml 清水，再倒入 50ml 酒精。

2 再倒入 100ml TWEEN 20。

3 接著滴入 50 滴茶樹精油，攪拌混合均勻。

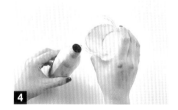

4 裝入避光噴頭瓶中即完成。

▌延伸運用

薄荷衣物除漬噴劑
涼爽的薄荷精油，除了抗菌消炎外，也有很好的去漬力。

迷迭香衣物除漬噴劑
氣味溫和提神，去汙效果也不容小覷。

澳洲尤加利衣物除漬噴劑
尤加利的清潔效果不亞於它的殺菌功效，可以快速去除污漬。

薰衣草衣物除漬噴劑
薰衣草溫和的清潔力不會破壞衣物，清新的香氣也能帶來好心情。

Memo
保存期限：3 個月
保存方法：室溫保存，避免陽光直射。
使用方法：① 外出時：外出時小部分塗抹或噴在衣物弄髒的地方。
　　　　　② 洗衣前：噴在衣物特別髒的地方上，靜置 30 分鐘清洗。
注意事項：可用小瓶分裝，攜帶方便。

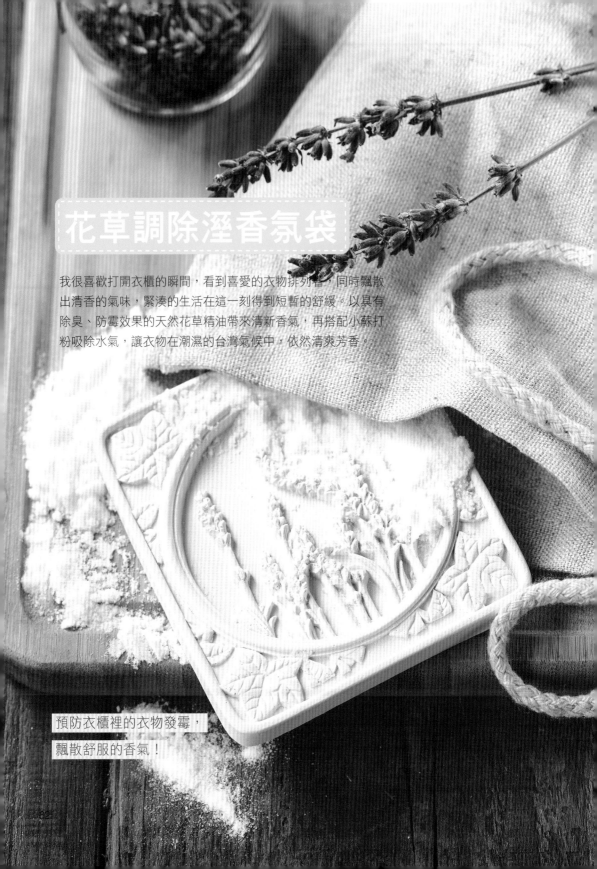

花草調除溼香氛袋

我很喜歡打開衣櫃的瞬間，看到喜愛的衣物排列著，同時飄散出清香的氣味，緊湊的生活在這一刻得到短暫的舒緩。以具有除臭、防霉效果的天然花草精油帶來清新香氣，再搭配小蘇打粉吸除水氣，讓衣物在潮濕的台灣氣候中，依然清爽芳香。

預防衣櫃裡的衣物發霉，

飄散舒服的香氣！

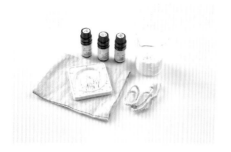

▌工具

- 棉布袋
- 無味擴香石

▌材料

小蘇打粉	100g
茶樹精油	5 滴
百里香精油	5 滴
薰衣草精油	5 滴

▌作法

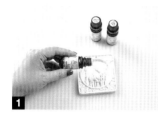

1
在擴香石上滴入 5 滴茶樹、5 滴百里香、5 滴薰衣草精油，靜置幾分鐘待吸收。

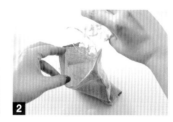

2
先把 100g 小蘇打粉裝入棉布袋中。

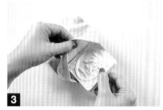

3
再將滴入精油的擴香石也放入袋中。

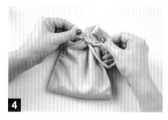

4
將棉布袋的束口拉緊後，放入衣櫃中即完成。

> **TIP** 擴香石形狀不限，選擇可裝入棉布袋的大小即可。

▌延伸運用

① 苦橙葉除溼香氛袋
將薰衣草替換成苦橙葉，有助於舒眠減壓、緩解緊繃感。

② 依蘭依蘭除溼香氛袋
香氣迷人的依蘭依蘭花香具有正能量，可以讓一整天充滿活力。

③ 玫瑰除溼香氛袋
最受女性喜愛的玫瑰香氣，能夠消除每天累積的憂鬱情緒。

Memo
保存期限：1-2 個月更換一次小蘇打粉。
　　　　　「擴香石」可重複使用，但需要補滴精油。
保存方法：室溫保存。
使用方法：將製作好的成品放在衣櫃裡。
注意事項：無。

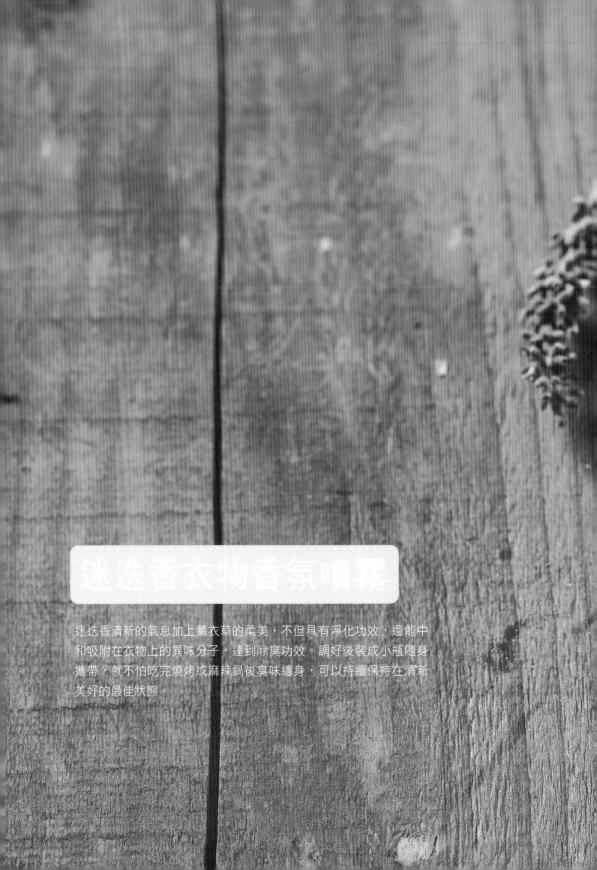

迷迭香衣物香氛噴霧

迷迭香清新的氣息加上薰衣草的柔美，不但具有淨化功效，還能中和吸附在衣物上的異味分子，達到除臭功效。調好後裝成小瓶隨身攜帶，就不怕吃完燒烤或麻辣鍋後臭味纏身，可以持續保持在清新美好的最佳狀態。

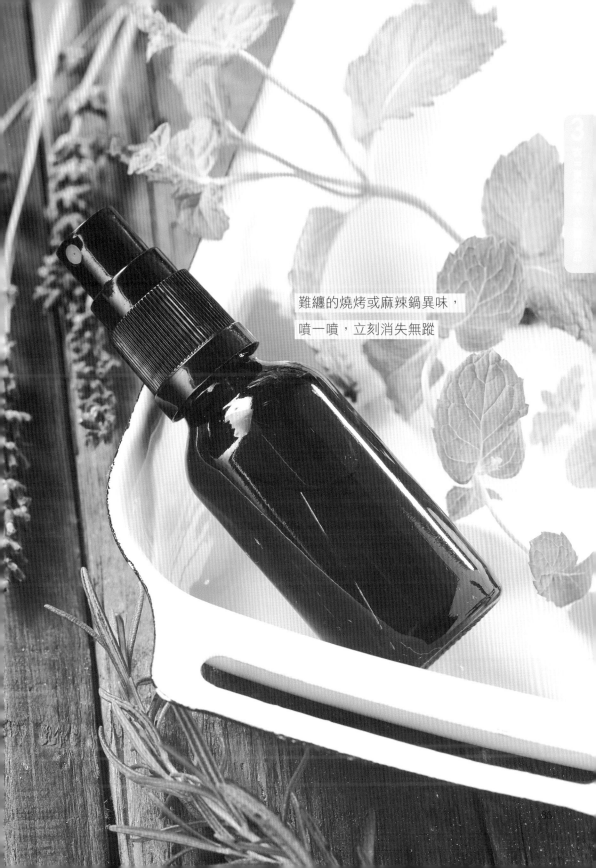

難纏的燒烤或麻辣鍋異味，
噴一噴，立刻消失無蹤

85

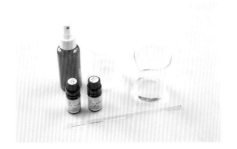

▌工具

- 250ml 燒杯
- 攪拌棒
- 200ml 避光噴頭瓶

▌材料

酒精	75ml
水	25ml
迷迭香精油	30 滴
	（約 1.5ml）
薰衣草精油	20 滴
	（約 1ml）

▌作法

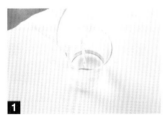

1

燒杯裝 75ml 酒精，再緩緩倒入 25ml 的清水。

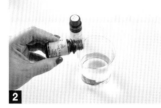

2

接著滴入 30 滴迷迭香精油和 20 滴薰衣草精油。

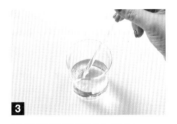

3

用攪拌棒攪拌混合均勻。

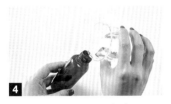

4

裝入避光噴頭瓶即完成。

▌延伸運用

① **乳香沉靜香氛噴霧**
將迷迭香替換成乳香精油，同樣具有極佳的除臭效果。

② **茶樹清新香氛噴霧**
將薰衣草改為茶樹精油，不僅能除臭，還能抗菌、殺菌。

③ **玫瑰草甜蜜香氛噴霧**
將迷迭香替換成玫瑰草，除臭之餘還有甜美的芳香氣息。

Memo

保存期限：6 個月內
保存方法：室溫保存，避免陽光直射。
使用方法：① 噴於衣櫃內櫥壁。
　　　　　② 可找 30ml 小噴瓶分裝，攜帶方便出門。
注意事項：① 直接噴於衣物上時，最好先局部測試再使用。
　　　　　② 用在衣服上的精油，不要挑有顏色的精油，避免染色。

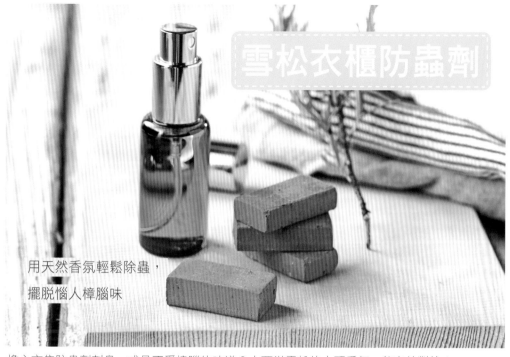

雪松衣櫃防蟲劑

用天然香氛輕鬆除蟲，
擺脫惱人樟腦味

擔心市售防蟲劑刺鼻、或是不愛樟腦的味道？大西洋雪松的木頭香氣，能有效對抗！

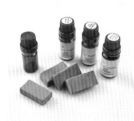

工具

- 5ml 精油避光瓶
- 無味擴香石

材料

大西洋雪松精油
... 60 滴（約 3ml）
澳洲尤加利精油
... 20 滴（約 1ml）
薰衣草精油 ... 20 滴
（約 1ml）

延伸運用

檜木衣櫃防蟲劑
可將大西洋雪松換成檜木，同樣帶有木質
調氣息，非常適合放在衣櫃中。

肉桂衣櫃防蟲劑
可將薰衣草換成肉桂，除了防蟲外，溫暖
的肉桂香還可以抗菌。

丁香花苞衣櫃防蟲劑
可將澳洲尤加利換成丁香花苞，消炎抗菌
功能相當卓越。

作法

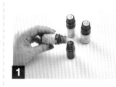

1 將 60 滴大西洋雪松、20 滴澳洲尤加利、20 滴薰衣草精油，倒入精油避光瓶中。

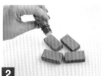

2 雙手滾動瓶子，讓精油混合均勻後滴在擴香石上，放入衣櫥。

TIP 使用大理石、磚塊等表面細孔多的石頭亦可。

Memo

保存期限：12 個月。擴香石可重複使用。
保存方法：室溫保存，避免陽光直射。
使用方法：① 直接將滴入精油的擴香石置於衣櫃內。
② 存放過季衣物時，可將精油擴香石連同衣物收納於塑膠盒中。
注意事項：為避免衣物碰到精油擴香石褪色或染色，可先用面紙或棉袋包覆。

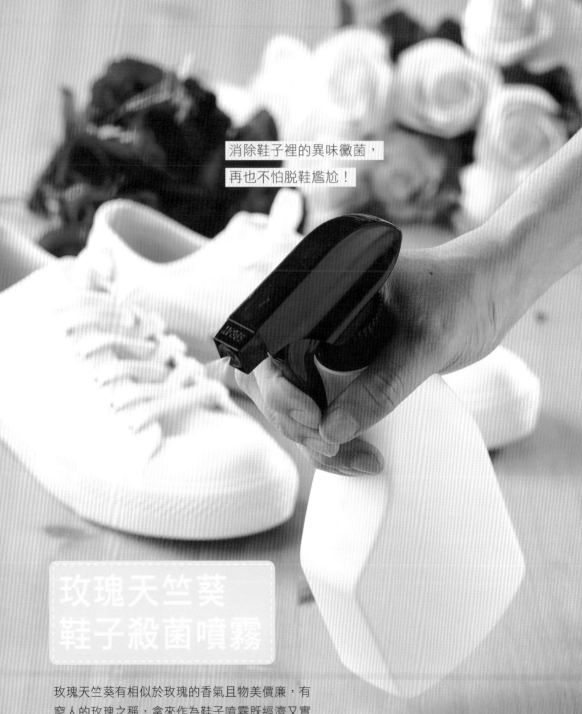

消除鞋子裡的異味黴菌，
再也不怕脫鞋尷尬！

玫瑰天竺葵
鞋子殺菌噴霧

玫瑰天竺葵有相似於玫瑰的香氣且物美價廉，有窮人的玫瑰之稱，拿來作為鞋子噴霧既經濟又實惠。常穿的球鞋、皮鞋如果不透氣就容易滋生細菌、產生臭味，用酒精消毒殺菌，加上精油除臭，讓你的腳丫不再受異味和細菌干擾。

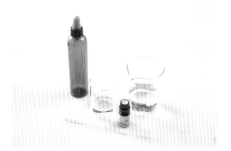

▍工具

- 250ml 燒杯
- 攪拌棒
- 150ml 避光噴頭瓶

▍材料

酒精 75ml
水 25ml
玫瑰天竺葵 .... 50 滴
（約 2.5ml）

▍作法

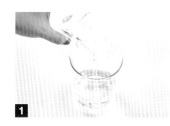

1 在 150ml 的燒杯中裝 75ml 酒精，並倒入 25ml 清水。

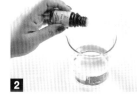

2 滴 50 滴玫瑰天竺葵精油。

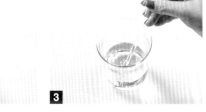

3 用攪拌棒攪拌至混合均勻。

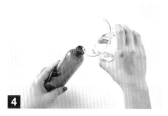

4 裝入避光噴頭瓶中即完成。

▍延伸運用

茶樹鞋子除臭噴霧
具良好除霉功能的茶樹精油，可以有效殺死帶來異味的細菌。

檸檬鞋子抗霉噴霧
檸檬具有消除黴菌、抗搔癢的作用，能有效預防長時間穿鞋的不適。

澳洲尤加利鞋子清爽噴霧
除了除臭抗菌，尤加利精油還可以帶來清涼感，緩解鞋裡的悶熱濕。

Memo

保存期限：6 個月
保存方法：室溫保存，避免陽光直射。
使用方法：直接噴灑於鞋子內，靜置 10-20 分鐘，讓酒精揮發。
注意事項：直接噴於鞋子上時，為避免鞋子材質易褪色，最好先局部測試再使用。

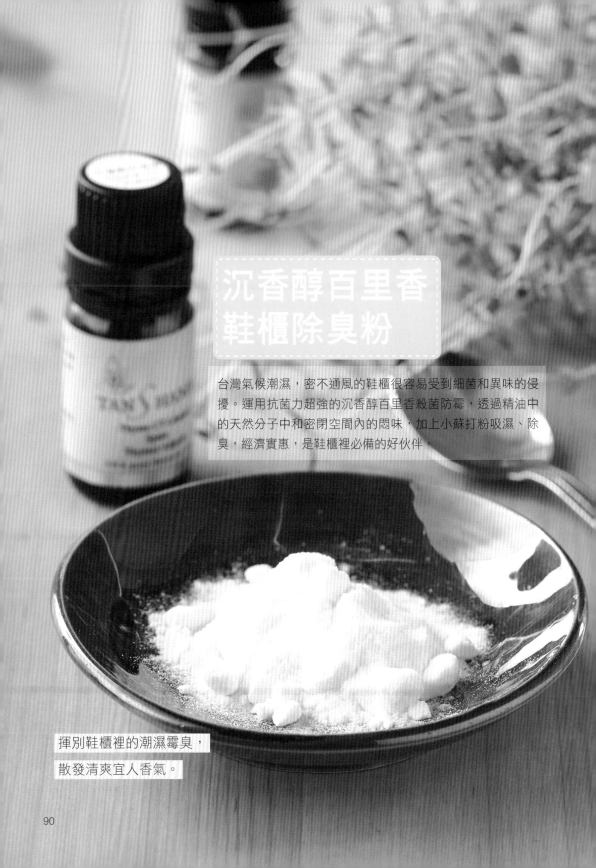

沉香醇百里香
鞋櫃除臭粉

台灣氣候潮濕，密不通風的鞋櫃很容易受到細菌和異味的侵擾。運用抗菌力超強的沉香醇百里香殺菌防霉，透過精油中的天然分子中和密閉空間內的悶味，加上小蘇打粉吸濕、除臭，經濟實惠，是鞋櫃裡必備的好伙伴。

揮別鞋櫃裡的潮濕霉臭，
散發清爽宜人香氣。

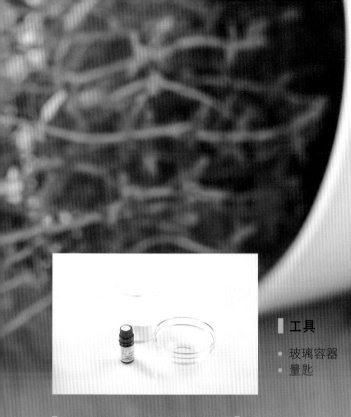

工具

- 玻璃容器
- 量匙

材料

小蘇打粉 100g
沉香醇百里香 .... 10 滴
　　　　　　　（約 0.5ml）

作法

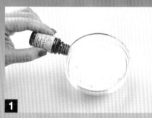

1

取 1 個飯碗大小的容器，倒入 100g 小蘇打粉。

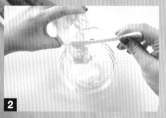

2

在四周滴入 10 滴沉香醇百里香精油，完成。

TIP 如果鞋櫃異味很重，可以先噴灑酒精液殺菌、消毒，等 15 分鐘酒精揮發後，再放入除臭粉。

延伸運用

❶ **丁香鞋櫃除臭粉**
內含的丁香酚具有很強的殺菌消毒作用，可以消除空氣中的感染分子。

❷ **薰衣草香鞋櫃除臭粉**
具有抗菌、防腐的功用，清潔力強，能夠快速消除鞋櫃的氣味。

❸ **茶樹鞋櫃除臭粉**
茶樹的香氣沉穩、舒適，且經過研究證實具有消毒劑的性質。

❹ **雪松鞋櫃除臭粉**
大西洋雪松可以驅蟲除臭、防腐防霉，木質香氣也很適合用在木製鞋櫃中。

Memo

保存期限：2-3 個月更換一次。
保存方法：置於鞋櫃內。
使用方法：將加入精油的小蘇打粉放入鞋櫃中。
注意事項：滴入精油後不要攪拌，方便小蘇打粉吸收水氣。

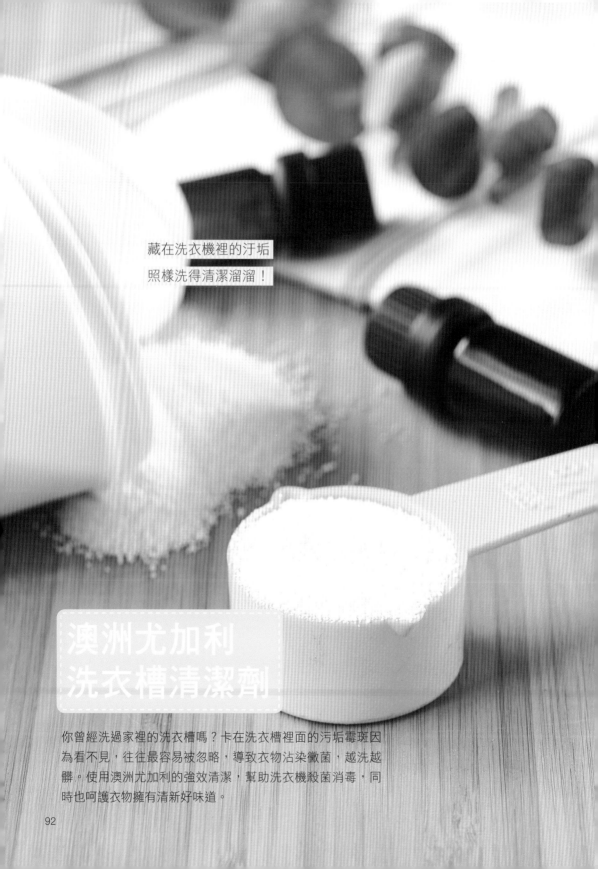

藏在洗衣機裡的汙垢
照樣洗得清潔溜溜！

澳洲尤加利
洗衣槽清潔劑

你曾經洗過家裡的洗衣槽嗎？卡在洗衣槽裡面的污垢霉斑因
為看不見，往往最容易被忽略，導致衣物沾染黴菌，越洗越
髒。使用澳洲尤加利的強效清潔，幫助洗衣機殺菌消毒，同
時也呵護衣物擁有清新好味道。

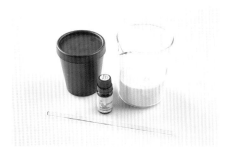

工具

- 250ml 燒杯
- 攪拌棒
- 200g 避光廣口盒

材料

過碳酸鈉 200g
澳洲尤加利精油 .... 10 滴
（約 0.5ml）

作法

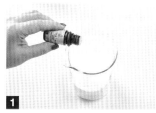

1

在 200g 的過碳酸鈉中，滴入 10 滴澳洲尤加利精油。

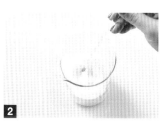

2

用攪拌棒充分混合均勻。

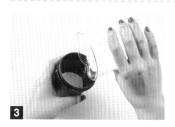

3

裝入避光廣口盒中即完成。

延伸運用

◉ **茶樹洗衣機抗菌清潔劑**
使用同樣可以抗黴抗菌的茶樹精油，也能達到很好的清潔效果。

◉ **檸檬洗衣機清香清潔劑**
消毒殺菌的效果很好，溫和不刺激的特性也不怕傷害肌膚。

◉ **丁香花苞洗衣機強效清潔劑**
可改為丁香花苞精油，強效殺菌效果，足以去除沉積多年的細菌。

Memo

保存期限：12 個月
保存方法：室溫保存，避免陽光直射。
使用方法：① 洗衣槽放滿清水，倒入調好的
　　　　　　100-200g 洗衣槽清潔劑。
　　　　　② 攪拌溶解後，停留在洗衣槽內
　　　　　　隔夜浸泡。
　　　　　③ 第 2 天將洗衣槽排空，用清水
　　　　　　洗淨 1-2 次。
注意事項：無

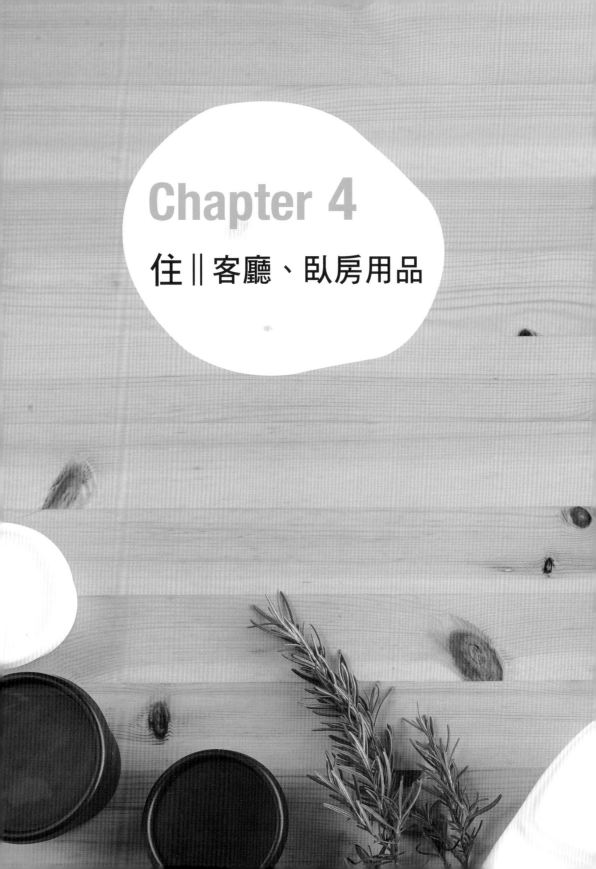

Chapter 4

住‖客廳、臥房用品

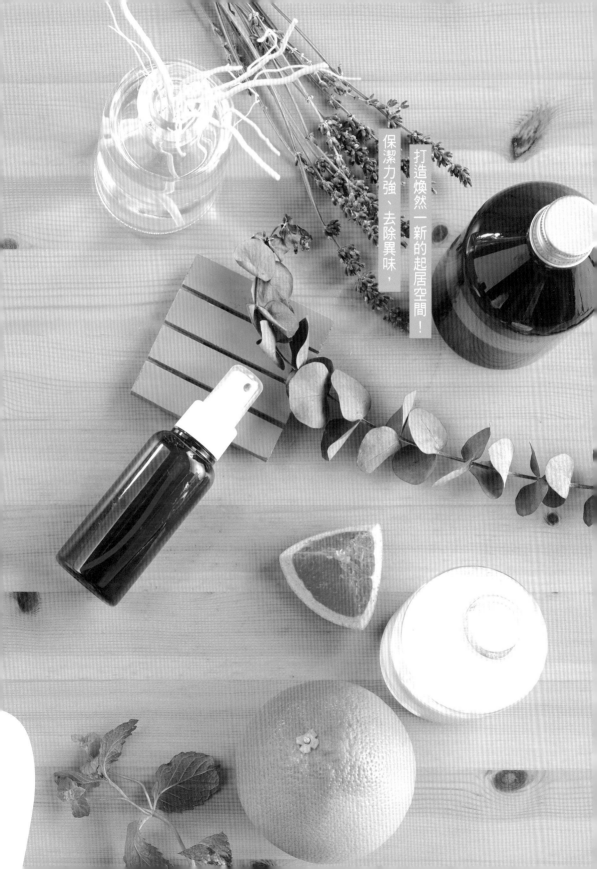

打造煥然一新的起居空間！

保潔力強、去除異味，

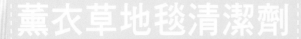

薰衣草地毯清潔劑

在長時間潮濕悶熱的環境下，地毯中很容易藏汙納垢，也是塵蟎孳生的溫床。自製薰衣草地毯清潔劑，不但能用天然精油中的抗菌清潔效果淨化地墊、地毯，清洗後還能聞到薰衣草宜人的香氣，可以避免使用傷手、味道刺鼻的化學清潔劑。

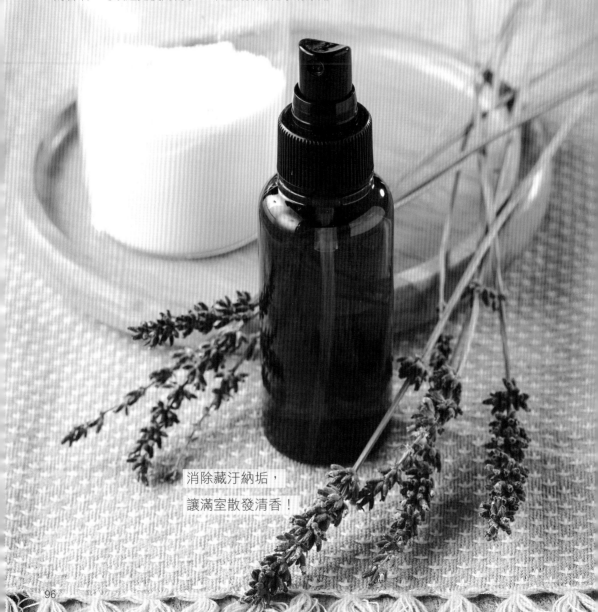

消除藏汙納垢，
讓滿室散發清香！

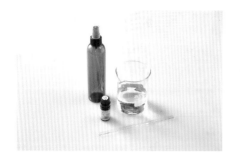

▍工具

- 250ml 燒杯
- 攪拌棒
- 200ml 避光噴頭瓶

▍材料

酒精 200ml
薰衣草精油 .... 10-15 滴

▍作法

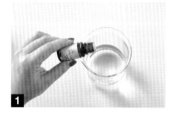

1 燒杯裝 200ml 酒精，並滴入 10-15 滴的薰衣草精油。

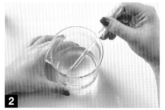

2 用攪拌棒攪拌至混合均勻。

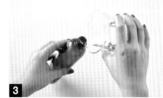

3 裝入避光噴頭瓶即完成。

▍延伸運用

① **茶樹地毯防霉清潔劑**
　調整為 5 滴薰衣草、5 滴茶樹，可以加強防霉功效，適合潮濕環境。

② **沉香醇百里香地毯防蟎清潔劑**
　調整為 5 滴薰衣草、5 滴沉香醇百里香，可以增加去除塵蟎的效果。

③ **澳洲尤加利地毯抗菌清潔劑**
　調整為 5 滴薰衣草、5 滴茶樹澳洲尤加利，讓殺菌功能更加強效。

④ **甜橙地毯清香清潔劑**
　甜橙精油的清潔力強，用在客廳或臥室，也能帶來舒適宜人的清新香氣。

Memo

保存期限：3 個月
保存方法：室溫保存，避免陽光直射。
使用方法：① 先用吸塵器將要清潔的地毯吸一遍。
　　　　　② 在噴上地毯清潔劑的地方用毛刷刷過一遍，再用面紙稍微擦拭乾淨。
　　　　　③ 如果髒汙程度嚴重，可以先撒小蘇打粉在地毯上，用毛刷讓粉末和地毯充分接觸，靜置 10-15 分鐘再用吸塵器吸去變髒的小蘇打粉。（每 30 平方公分的地毯約使用 10-20g 小蘇打粉）
注意事項：小蘇打加水後的弱鹼性溶液可能會傷害毛料，如果地墊／地毯汙損程度低就不需用到小蘇打，以地毯清潔劑清潔即可。

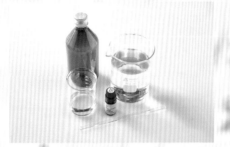

▍工具

500ml 燒杯
攪拌棒
600ml 避光瓶

▍材料

酒精 250ml
TWEEN 20 .... 25ml
尤加利精油 .... 150 滴
（約 7.5ml）

▍作法

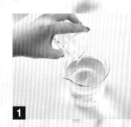

1

燒杯中先裝入 250ml 酒精，
再緩緩倒入 25ml 的 TWEEN
20。

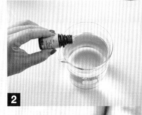

2

滴入 150 滴的尤加利精油。

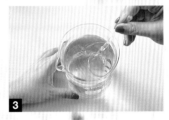

3

用攪拌棒充分攪拌均勻。

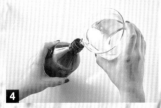

4

裝入避光瓶中即完成。

▍延伸運用

檸檬香茅地板防蟎清潔液
調整為 5ml 澳洲尤加利、2.5ml 檸檬香茅精
油，增加防蟎效果。

薰衣草地板淨化清潔液
調整為 5ml 澳洲尤加利、2.5ml 薰衣草精油，
加強淨化功能。

薄荷地板消毒清潔液
調整為 5ml 澳洲尤加利、2.5ml 薄荷精油，幫
助空氣消毒。

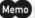

保存期限：3 個月
保存方法：室溫保存。
使用方法：① 以每 5 公升水加 120ml 清潔液
　　　　　　的濃度稀釋。
　　　　　② 使用地板清潔劑拖過地板後，
　　　　　　可再用清水擦拭乾淨。

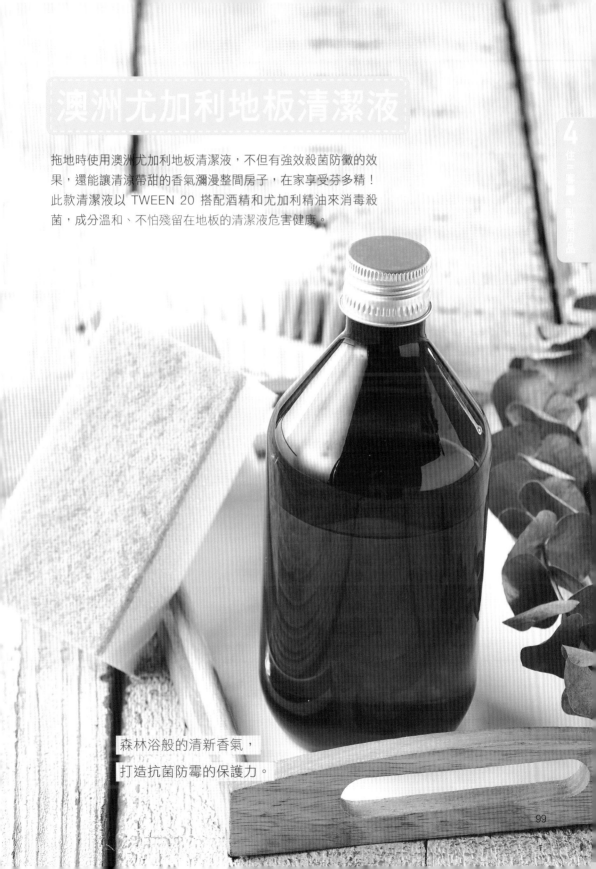

澳洲尤加利地板清潔液

拖地時使用澳洲尤加利地板清潔液，不但有強效殺菌防黴的效果，還能讓清涼帶甜的香氣瀰漫整間房子，在家享受芬多精！此款清潔液以 TWEEN 20 搭配酒精和尤加利精油來消毒殺菌，成分溫和、不怕殘留在地板的清潔液危害健康。

森林浴般的清新香氣，

打造抗菌防霉的保護力。

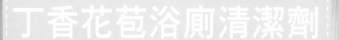

丁香花苞浴廁清潔劑

廁所磁磚、地板經年累月下來，很容易發黃、變色，磁磚接縫也時常累積汙垢。丁香花苞精油自古以來就常被用於防腐及清潔，有著超強的潔淨力！而且它的氣味屬於溫暖的調性，能夠有效消除浴室廁所中的異味。再搭配上天然溫和的小蘇打和低刺激性的 TWEEN 20，清潔成效更是驚人！

掃去廁所黃斑，
散發潔淨芬芳氣息！

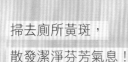

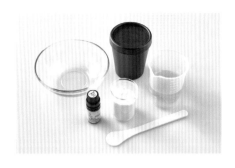

▌工具

- 250ml
  玻璃容器
- 量匙
- 刮杓
- 200ml
  避光廣口瓶

▌材料

TWEEN 20 .... 100ml
小蘇打粉 50g
丁香花苞精油 .... 5 滴

▌作法

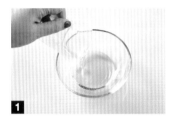

1 在玻璃容器中裝入 100ml 的 TWEEN 20。

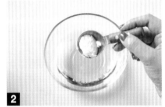

2 倒入 50g 小蘇打粉。

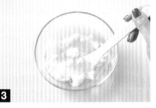

3 再用刮杓攪拌成糨糊狀。

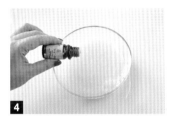

4 滴入 5 滴丁香花苞精油。

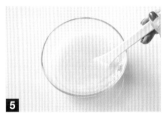

5 接著稍微拌勻。

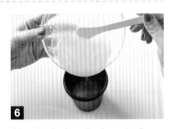

6 裝入避光廣口瓶中即完成。

▌延伸運用

檸檬浴廁掃黃清潔劑
可將丁香花苞改成檸檬精油，同樣有去汙及消除黃垢的效果。

澳洲尤加利浴廁除臭清潔劑
改為澳洲尤加利精油，氣味清香宜人，還有提神醒腦的作用。

檸檬香茅浴廁抗菌清潔劑
檸檬香茅對付黃斑汙垢也相當有效，香氣可以帶來清澈感。

Memo

保存期限：1 個月
保存方法：室溫保存，避免陽光直射。
使用方法：① 直接將糨糊狀的浴廁清潔劑，
　　　　　　塗抹在磁磚／地板的汙垢上。
　　　　　② 靜置 8 小時（隔夜效果更佳）
　　　　　　再用清水沖淨即可。
注意事項：浴廁清潔劑是弱鹼性，沖洗時地板會很滑，要小心滑倒。

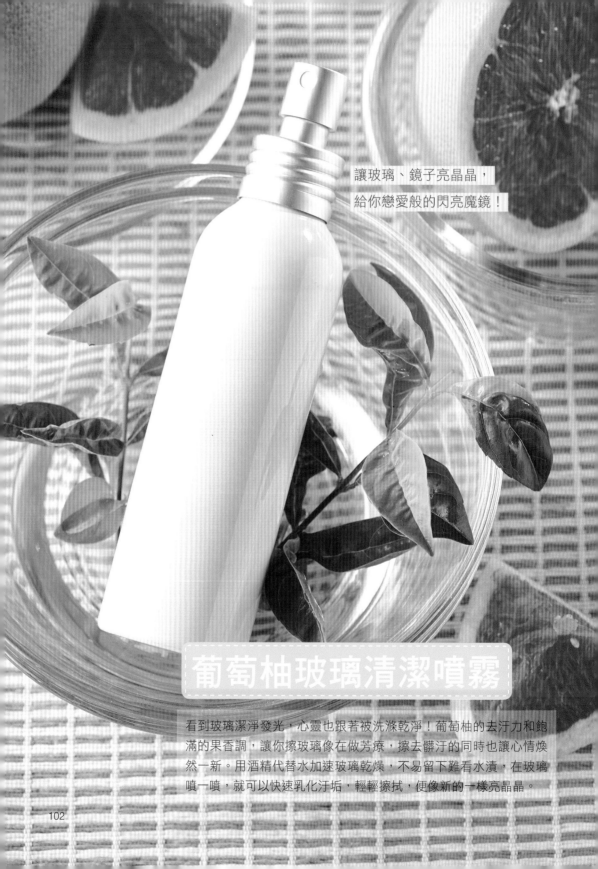

讓玻璃、鏡子亮晶晶，
給你戀愛般的閃亮魔鏡！

葡萄柚玻璃清潔噴霧

看到玻璃潔淨發光，心靈也跟著被洗滌乾淨！葡萄柚的去汙力和飽
滿的果香調，讓你擦玻璃像在做芳療，擦去髒汙的同時也讓心情煥
然一新。用酒精代替水加速玻璃乾燥，不易留下難看水漬，在玻璃
噴一噴，就可以快速乳化汙垢，輕輕擦拭，便像新的一樣亮晶晶。

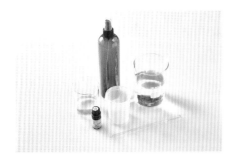

工具

- 1000ml 燒杯
- 攪拌棒
- 500ml 避光噴頭瓶

材料

水 400ml
酒精 100ml
TWEEN 20 .... 20ml
葡萄柚精油 .... 10 滴
（約 0.5ml）

作法

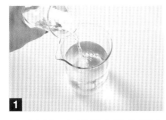

1 在 1000ml 燒杯中裝入清水 400ml，並緩緩倒入 100ml 酒精。

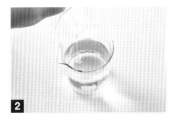

2 倒入 20ml 的 TWEEN 20。

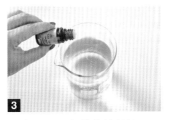

3 再滴入 10 滴葡萄柚精油。

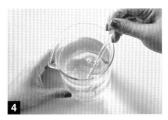

4 用攪拌棒攪拌混合均勻。

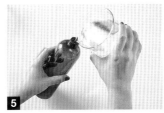

5 裝入避光噴頭瓶中即完成。

延伸運用

① **薰衣草玻璃亮光噴霧**
薰衣草除了有強效的清潔力，也能緩解平時累積的壓力。

② **玫瑰天竺葵玻璃芳香噴霧**
玫瑰天竺葵有濃郁花香味，可以讓家中佈滿花香調氣息。

③ **檸檬玻璃去漬噴霧**
檸檬除了是清潔好幫手，也有提神醒腦功效。

Memo
保存期限：3 個月
保存方法：室溫保存，避免陽光直射。
使用方法：噴在玻璃的髒汙上，再用乾棉布或紙巾擦拭乾淨。

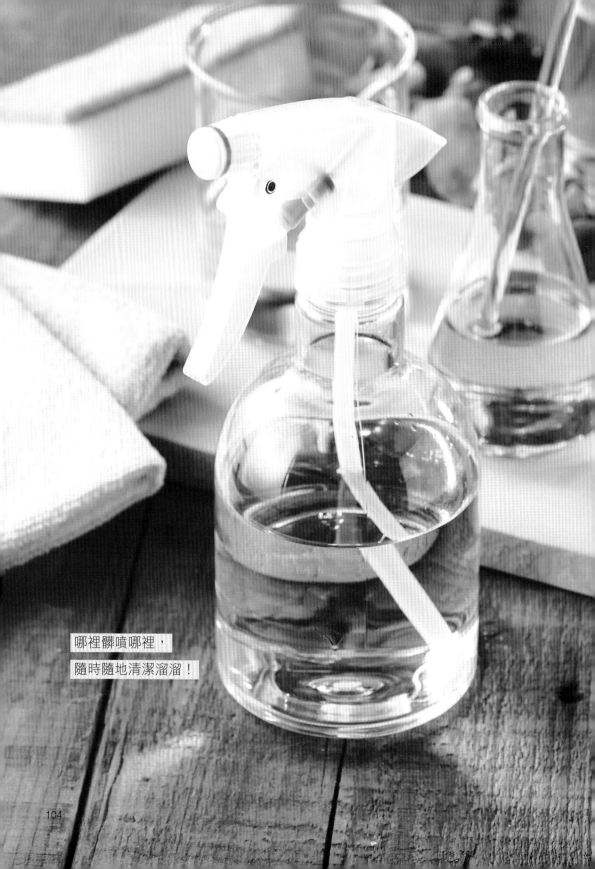

哪裡髒噴哪裡，
隨時隨地清潔溜溜！

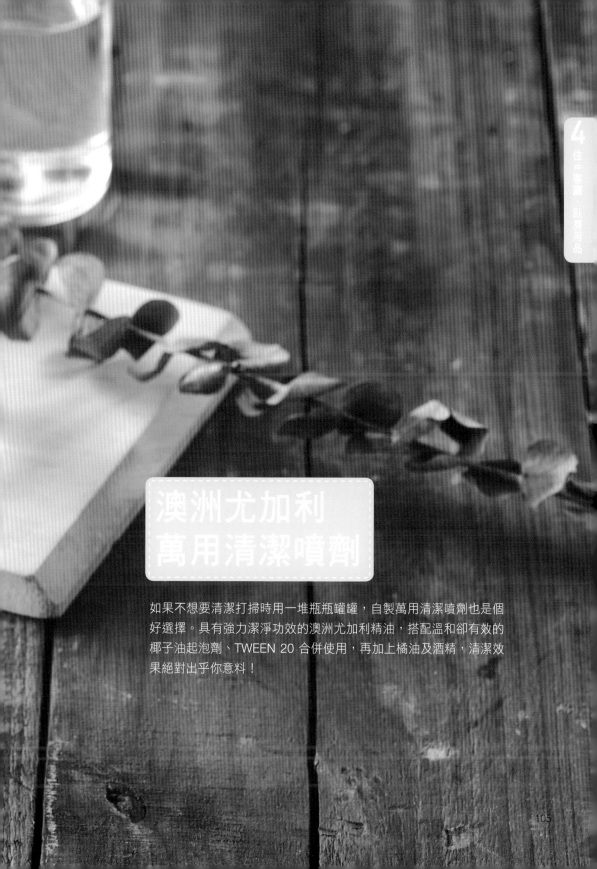

澳洲尤加利
萬用清潔噴劑

如果不想要清潔打掃時用一堆瓶瓶罐罐，自製萬用清潔噴劑也是個好選擇。具有強力潔淨功效的澳洲尤加利精油，搭配溫和卻有效的椰子油起泡劑、TWEEN 20 合併使用，再加上橘油及酒精，清潔效果絕對出乎你意料！

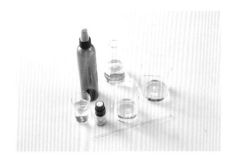

▌工具

- 250ml 燒杯
- 攪拌棒
- 500ml 避光噴頭瓶

▌材料

TWEEN 20	50ml
椰子油起泡劑	50ml
橘油	50ml
酒精	100ml
澳洲尤加利精油	10 滴
	（約 0.5ml）

▌作法

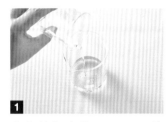

1 先在燒杯中裝入 50ml 的 TWEEN 20，並倒入 50ml 椰子油起泡劑。

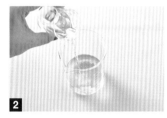

2 接著倒入 50ml 橘油。

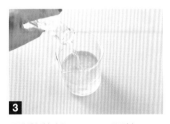

3 再緩緩倒入 100ml 酒精。

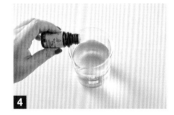

4 然後滴入 10 滴澳洲尤加利精油。

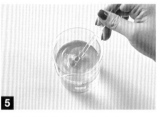

5 用攪拌棒攪拌混合均勻。

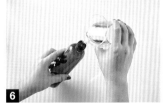

6 裝入避光噴頭瓶即完成。

▌延伸運用

1 檸檬香茅萬用清潔噴劑
檸檬香茅的清潔力還兼具除蟲效果，很適合運用在家中各處。

2 百里香萬用清潔噴劑
沉香醇百里香號稱藥草界的小辣椒，去汙除菌的能力極佳。

3 玫瑰天竺葵萬用清潔噴劑
香氣濃郁的玫瑰天竺葵也有殺菌消毒效果，適合喜愛花香的人。

Memo

保存期限：6個月
保存方法：室溫保存，避免陽光直射。
使用方法：① 萬用噴霧沒有加水，比較濃稠。如果覺得不好噴，可用菜瓜布沾取原液使用；或是加水稀釋到可以噴出來的程度。
② 任何汙垢、不銹鋼水龍頭、鍋具等等，都能用萬用噴霧刷洗，之後再用清水洗淨即可。
注意事項：長時間儲存萬用噴霧時，其中的橘油成分可能會侵蝕塑膠並造成塑膠罐變形，建議使用玻璃瓶。

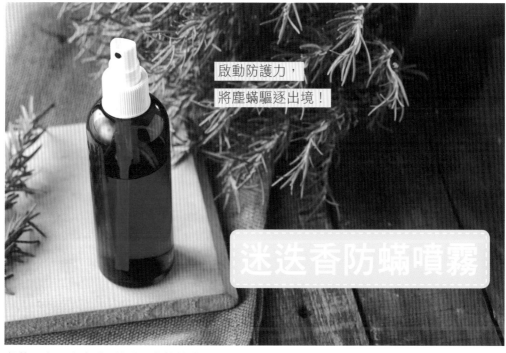

啟動防護力，將塵蟎驅逐出境！

迷迭香防蟎噴霧

根據研究，迷迭香、檸檬香茅等精油都具有防蟎功效。自己用精油 DIY 防蟎噴霧，不用擔心換季過敏老是打噴嚏，而且成分透明，用起來有效又安心。

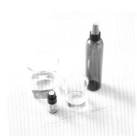

▌工具

- 250ml 燒杯
- 攪拌棒
- 250ml 避光噴頭瓶

▌材料

酒精	200ml
水	50ml
迷迭香精油	50 滴
	（約 2.5ml）

▌延伸運用

◉ 丁香防蟎噴霧
丁香的防蟎效果最好，但刺激性較高，可以用在存放很久的換季床具上。

◉ 檸檬香茅防蟎噴霧
檸檬香茅不僅防蟎效果優異，同時也能達到防蚊效果，一舉兩得。

◉ 大西洋雪松防蟎噴霧
不同於果香、花香，穩重木質調香適合喜歡沉穩氣息的人。

▌作法

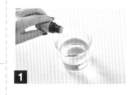

1 燒杯中裝 200ml 酒精、50ml 清水、50 滴迷迭香精油。

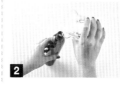

2 攪拌均勻後，裝入避光噴頭瓶中，即完成。

Memo

保存期限：6 個月
保存方法：室溫保存，避免陽光直射。
使用方法：① 噴於毛毯、棉被、枕頭等居家用品，或是牆角等容易積灰塵的地方。
　　　　　② 噴灑防蟎噴霧後，一併打開除濕機或冷氣機乾燥空間，效果更佳。
注意事項：噴灑在寢具上時，為避免棉織品褪色，最好先局部測試再使用。

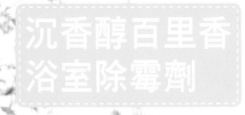

沉香醇百里香浴室除霉劑

浴室濕度高，磁磚接縫容易發霉，普通清潔劑不容易刷洗乾淨。使用沉香醇百里香自製浴室除霉劑，超強的殺菌力及淡雅藥草味，加上具有清潔效果又不會過於刺激的過碳酸鈉，能有效殺死黴菌，讓浴室散發潔淨香氣。

消除隙縫中的黴菌，
溫和不傷肌膚！

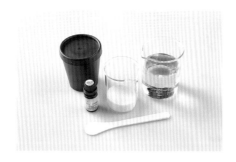

工具

- 250ml 燒杯
- 量匙
- 刮杓
- 300ml 避光廣口瓶

材料

TWEEN 20	200ml
過碳酸鈉粉	50g
沉香醇百里香	15 滴
	（約 0.75ml）

作法

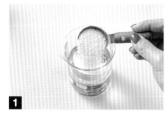

1

燒杯裝入 200ml 的 TWEEN 20，並緩緩倒入 50g 過碳酸鈉粉末。

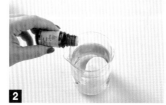

2

接著滴入 15 滴沉香醇百里香精油。

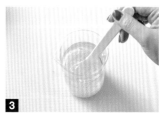

3

用刮杓充分攪拌均勻。

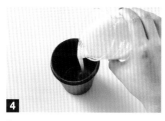

4

直接使用，或倒入避光塑膠廣口瓶中即完成。

TIP 過碳酸鈉在 TWEEN 20 中不會溶解，混合成膏狀即可使用。

延伸運用

檸檬香茅浴室除霉劑
淡淡的檸檬香，除了徹底消除黴菌外，還能保護呼吸系統。

玫瑰天竺葵浴室除霉劑
玫瑰天竺葵有強效的殺菌力，對於安撫精神疲勞也很有幫助。

丁香花苞浴室除霉劑
去汙、防腐、防黴三效合一，同時可以消除空氣中的感染因子。

茶樹強效浴室除霉劑
茶樹號稱最強殺菌劑，對抗頑強黴菌很有效。

 Memo
保存期限：立即使用
保存方法：立即使用
使用方法：馬桶旁的水漬及霉垢，都可以用
　　　　　此清潔劑刷洗。
注意事項：無

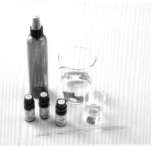

工具

- 250ml 燒杯
- 攪拌棒
- 300ml 避光玻璃噴頭瓶

材料

酒精	200ml
水	25ml
茶樹精油	50 滴
（約 2.5ml）	
沉香醇百里香精油	50 滴
（約 2.5ml）	
澳洲尤加利精油	50 滴
（約 2.5ml）	

作法

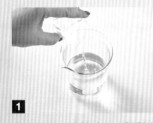

1 在 200ml 酒精中，緩緩倒入 25ml 清水。

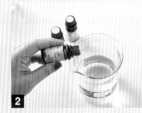

2 滴入 50 滴茶樹、50 滴百里香及 50 滴尤加利精油。

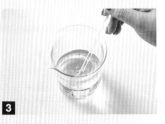

3 用攪拌棒充分混合均勻。

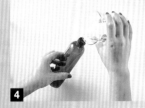

4 裝入避光玻璃噴頭瓶中。

延伸運用

❶ 廣藿香防霉噴霧
可將其中一種精油換成廣藿香，有同樣的防霉抗菌效果，也能驅蟲。

❷ 苦橙葉防霉噴霧
可將其中一種精油換成苦橙葉，不但防霉，還有除臭功能，氣味優雅。

❸ 檜木防霉噴霧
可將其中一種精油換成檜木精油，可以提升除臭效果，對抗病毒也都能交給它。

Memo
保存期限：6 個月
保存方法：室溫保存，避免陽光直射。
使用方法：噴於浴室、廁所或牆角容易滋生黴菌的地方。
注意事項：噴灑防霉噴劑後暫時離開空間，關閉門窗讓精油揮發。

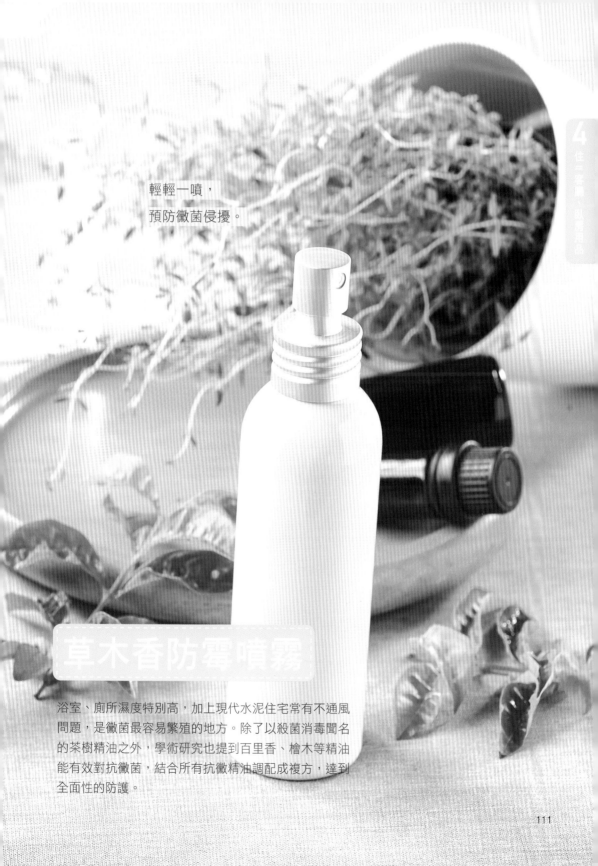

輕輕一噴，
預防黴菌侵擾。

草木香防霉噴霧

浴室、廁所濕度特別高，加上現代水泥住宅常有不通風
問題，是黴菌最容易繁殖的地方。除了以殺菌消毒聞名
的茶樹精油之外，學術研究也提到百里香、檜木等精油
能有效對抗黴菌，結合所有抗黴精油調配成複方，達到
全面性的防護。

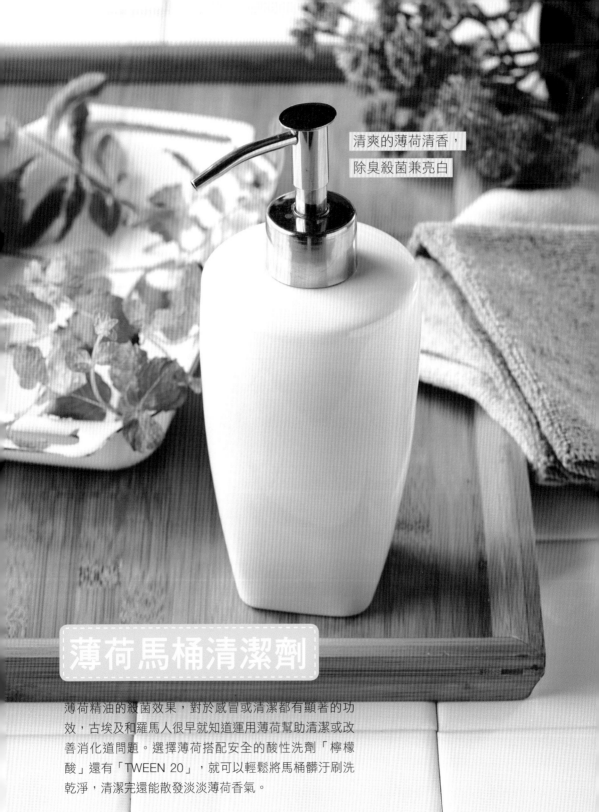

清爽的薄荷清香，
除臭殺菌兼亮白

薄荷馬桶清潔劑

薄荷精油的殺菌效果，對於感冒或清潔都有顯著的功效，古埃及和羅馬人很早就知道運用薄荷幫助清潔或改善消化道問題。選擇薄荷搭配安全的酸性洗劑「檸檬酸」還有「TWEEN 20」，就可以輕鬆將馬桶髒汙刷洗乾淨，清潔完還能散發淡淡薄荷香氣。

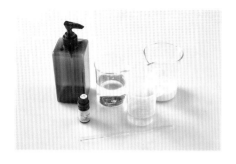

工具

* 250ml 燒杯
* 量匙
* 攪拌棒
* 300ml 避光壓頭瓶

材料

檸檬酸	50g
水	175ml
TWEEN 20	25ml
薄荷精油	5 滴
	（約 0.25ml）

作法

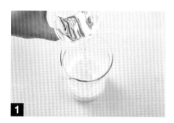

1 在 50g 的檸檬酸中，緩緩倒入 175ml 清水。

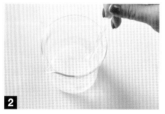

2 先用攪拌棒讓水與檸檬酸充分混合。

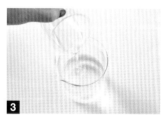

3 倒入 25ml 的 TWEEN 20。

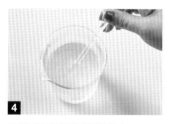

4 再次用攪拌棒攪拌均勻。

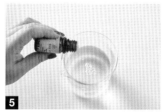

5 滴入 5 滴薄荷精油。

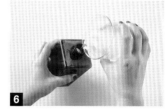

6 最後裝入避光壓頭瓶中，即完成。

延伸運用

① 檸檬馬桶亮白清潔劑
檸檬精油良好的漂白作用，可以讓馬桶潔白如新，並散發清新香氣。

② 檸檬香茅馬桶強效清潔劑
利用強效殺菌的檸檬香茅，輕鬆維護廁所空間的潔淨。

③ 茶樹馬桶防霉清潔劑
清潔的同時，茶樹精油也能預防潮濕空間中的黴菌滋生。

Memo

保存期限：3 個月
保存方法：室溫保存，避免陽光直射。
使用方法：① 用刷子直接沾取清潔劑刷洗馬桶，再用清水洗淨。
② 馬桶旁的水漬、髒汙，也可用此清潔劑刷洗。
注意事項：無

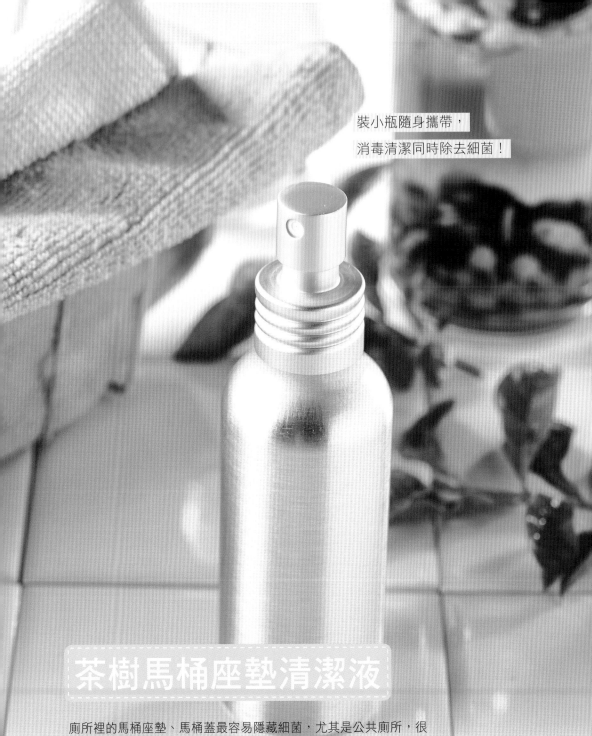

裝小瓶隨身攜帶，
消毒清潔同時除去細菌！

茶樹馬桶座墊清潔液

廁所裡的馬桶座墊、馬桶蓋最容易隱藏細菌，尤其是公共廁所，很
難讓人安心使用。我習慣在包包裡放一小罐 DIY 的座墊清潔液，噴
一噴再使用，帶走看不見的細菌病毒，茶樹精油結合酒精，消毒殺
菌外，順道消除公廁中難忍的異味。

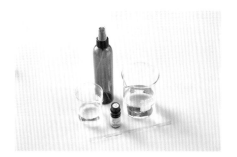

工具

- 250ml 燒杯
- 攪拌棒
- 300ml 避光噴頭瓶

材料

酒精 200ml
水 50ml
茶樹精油 .... 50 滴
（約 2.5ml）

作法

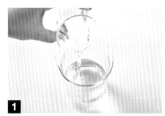

1

在 200ml 酒精中緩緩倒入 50ml 清水。

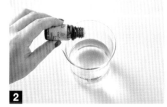

2

滴入 50 滴茶樹精油。

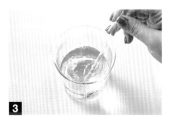

3

用攪拌棒充分混合均勻。

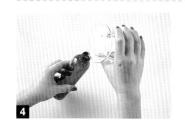

4

裝入避光噴頭瓶即完成。

延伸運用

① **百里香馬桶座墊殺菌清潔液**
選擇同樣具有強力殺菌效果的沉香醇百里香，快速除去髒污細菌。

② **薰衣草馬桶座墊淨化清潔液**
薰衣草的淨化與消毒功效卓越，在除臭方面的表現更是優異。

③ **玫瑰天竺葵馬桶座墊除臭清潔液**
花香調氣味濃郁，能夠快速蓋過異味，也同樣具備良好的殺菌力。

Memo

保存期限：6 個月
保存方法：室溫保存，避免陽光直射。
使用方法：① 噴灑於馬桶座墊、馬桶蓋上。
② 接著用衛生紙擦乾即可。
注意事項：不建議用太涼的精油，以免造成皮膚不適。

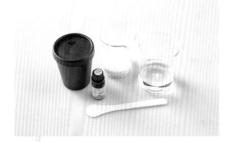

▍工具

- 250ml 燒杯
- 量匙
- 刮杓
- 350ml 避光寬口瓶

▍材料

水 100ml
檸檬酸 50g
檸檬精油 .... 5 滴
　　　　　（約 0.25ml）

▍作法

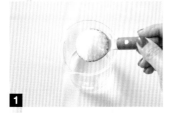

1 在燒杯裝 100ml 清水，並慢慢倒入 50g 檸檬酸。

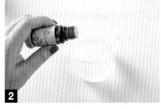
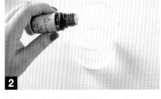

2 滴入 5 滴檸檬精油。

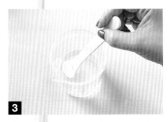

3 接著用刮杓充分攪拌均勻。

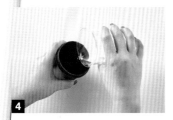

4 裝入避光寬口瓶中即完成。

▍延伸運用

❶ 薄荷水垢清潔劑
薄荷去除水垢的能力很好，清涼氣息還能帶來好心情。

❷ 茶樹水垢清潔劑
除了有效對付水垢，茶樹在殺菌、防霉方面也一把罩。

❸ 迷迭香水垢清潔劑
除垢力加上全方位殺菌功效，能有效維護衛浴環境。

Memo

保存期限：1 個月
保存方法：室溫保存，避免陽光直射。
使用方法：① 用刷子直接沾取後，塗抹在有水漬、水垢的地方。
　　　　　② 靜置 2 到 4 小時後，再用清水沖洗即可。
注意事項：使用寬口瓶是為了方便刷子沾取，也可自行替換成壓頭瓶。

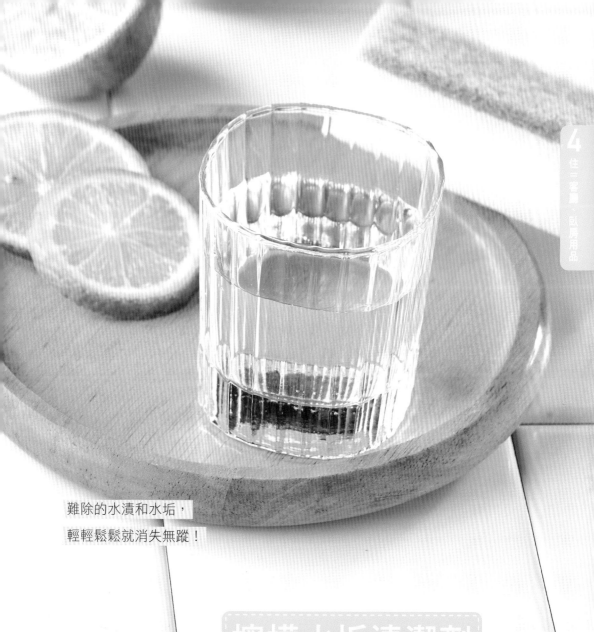

難除的水漬和水垢，

輕輕鬆鬆就消失無蹤！

檸檬水垢清潔劑

透明的玻璃拉門、磁磚上常看到水漬、水垢殘留，這是
因為自來水中的鈣、鎂離子含量高，導致礦物質沾黏在
上面。傳統在清潔上常用鹽酸清洗，但味道不好，也容
易造成危險。改用檸檬精油搭配檸檬酸，低刺激性，用
起來安全又放心！

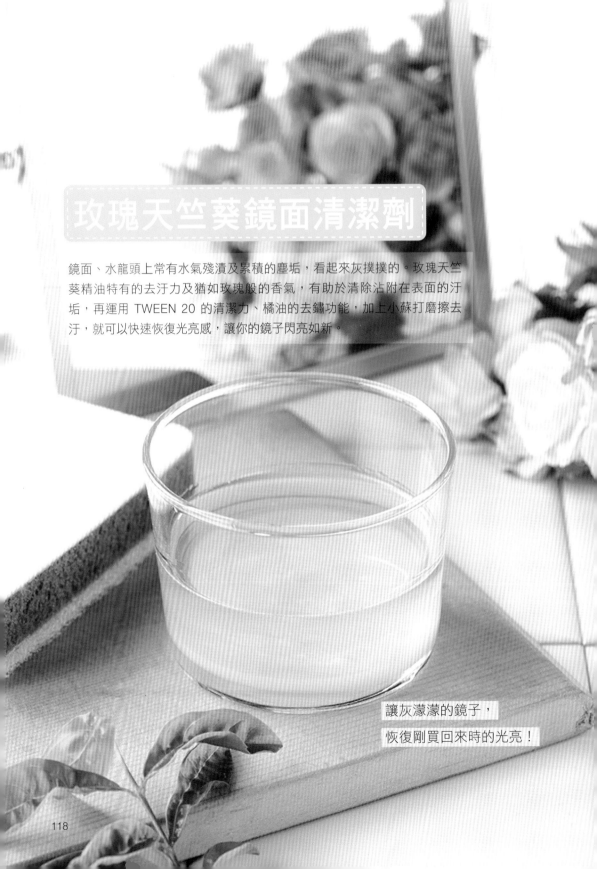

玫瑰天竺葵鏡面清潔劑

鏡面、水龍頭上常有水氣殘漬及累積的塵垢，看起來灰撲撲的。玫瑰天竺葵精油特有的去汙力及猶如玫瑰般的香氣，有助於清除沾附在表面的汙垢，再運用 TWEEN 20 的清潔力、橘油的去鏽功能，加上小蘇打磨擦去汙，就可以快速恢復光亮感，讓你的鏡子閃亮如新。

讓灰濛濛的鏡子，
恢復剛買回來時的光亮！

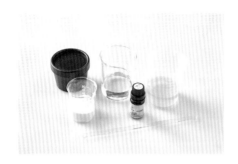

▎工具

- 250ml 燒杯
- 量匙
- 攪拌棒
- 300ml 避光廣口瓶

▎材料

TWEEN 20 .... 50ml
橘油 50ml
小蘇打粉 25g
玫瑰天竺葵精油 ...... 10 滴
（約 0.5ml）

▎作法

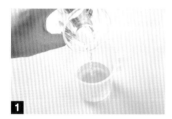

1 在 50ml 的 TWEEN 20 中倒入 50ml 橘油。

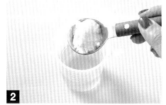

2 接著加入 25g 小蘇打粉。

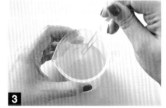

3 用攪拌棒充分混合均勻。

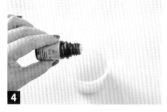

4 接著滴入 10 滴的玫瑰天竺葵精油。

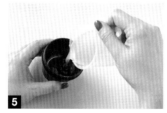

5 裝入避光廣口瓶中即完成。

▎延伸運用

薰衣草鏡面清潔劑
薰衣草的潔淨力加上溫暖氣息，很適合用在舒緩放鬆的起居空間。

薄荷鏡面清潔劑
薄荷香能強效殺菌及清潔，讓空間煥然一新，充滿清新小調香。

沉香醇百里香鏡面清潔劑
百里香不但可以殺除有害人體的病菌，用來清洗鏡面也一樣亮晶晶。

Memo

保存期限：2 週
保存方法：建議調好直接使用。
使用方法：① 戴上塑膠手套，以海綿菜瓜布沾清潔劑擦拭鏡面髒汙處。
　　　　　② 接著用清水沖乾淨。
注意事項：擦拭玻璃時量不需太多，以免不好洗淨。

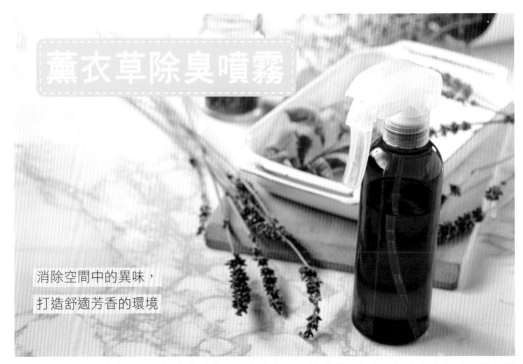

薰衣草除臭噴霧

消除空間中的異味，

打造舒適芳香的環境

細菌是臭味主要的來源，一般除臭消毒噴霧大多使用酒精或是漂白水，但嗆鼻的氣味不是每個人都能接受。運用薰衣草精油調配，不但殺菌清潔，還能讓居家空間擁有芳療功效。

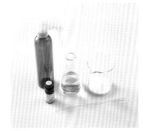

工具

- 250ml 燒杯
- 量匙
- 攪拌棒
- 200ml 避光噴頭瓶

材料

水 100ml
過碳酸鈉 25g
薰衣草精油 ... 10 滴
（約 0.5ml）

延伸運用

① **檸檬清香除臭噴霧**
清幽的果香具有溫暖平衡的調性，能夠營造出舒緩放鬆的氛圍。

② **迷迭香淨化除臭噴霧**
清新的迷迭香氣息，具有啟發創造力的作用，很適合運用在辦公空間。

③ **薄荷抗菌除臭噴霧**
有助於消除空間中的病毒，提升抵抗力，並達到提振精神、平靜情緒的作用。

作法

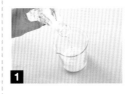

1　將 100ml 的清水緩緩倒入 25g 的過碳酸鈉粉末中。

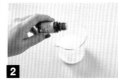

2　滴入 10 滴薰衣草精油後攪拌均勻，裝瓶即完成。

Memo

保存期限：盡速使用完畢
保存方法：放置在乾爽的陰暗處，並盡快使用完畢。
使用方法：直接噴灑在想要除臭的空間中即可。
注意事項：過碳酸鈉雖然沒有毒性，但不適合接觸肌膚，如果碰到的話建議以清水稍微沖洗。

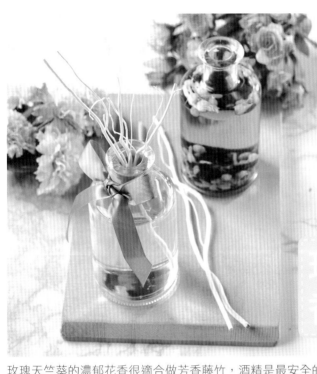

流行的擴香藤竹瓶，
搭配自己喜愛的香氣 DIY，
展現自己的風格！

玫瑰天竺葵
香氛藤竹

玫瑰天竺葵的濃郁花香很適合做芳香藤竹，酒精是最安全的殺菌、除臭原料，搭配最天然的精油香氛原料，打造令人放心又舒適的宜人空間精油。

▌工具

- 250ml 燒杯
- 攪拌棒
- 250ml 窄口玻璃瓶
- 擴香藤竹 數枝

▌材料

酒精 225ml
玫瑰天竺葵精油
.... 25ml

▌延伸運用

◇ **葡萄柚提神香氛藤竹**
清新的柑橘香氣，具有殺菌和提振精神的作用，可以增加專注力。

◇ **檸檬香茅防蚊香氛藤竹**
幫空間消毒殺菌外，還有防蚊功效，能夠趕走疲憊帶來的自我否定感。

◇ **大西洋雪松鎮靜香氛藤竹**
沉穩的木質香氣，具有強化、平靜的功效。

▌作法

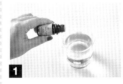

1 將 25ml 的玫瑰天竺葵精油，滴入225ml 的酒精中。

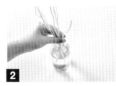

2 攪拌均勻後倒入窄口玻璃瓶中，並插入擴香藤竹。

TIP 也可混合多種精油，做成複方使用。

Memo

保存期限：12 個月
保存方法：室溫保存，避免陽光直射。
使用方法：① 將藤竹或石棒插入窄口玻璃瓶中。
　　　　　② 放置 12-24 小時後，氣味會自然散發到空氣中。
注意事項：可依照自己喜好調整精油濃度，但精油添加量不宜超過 10%。

Chapter 5

行‖汽車、外出用品

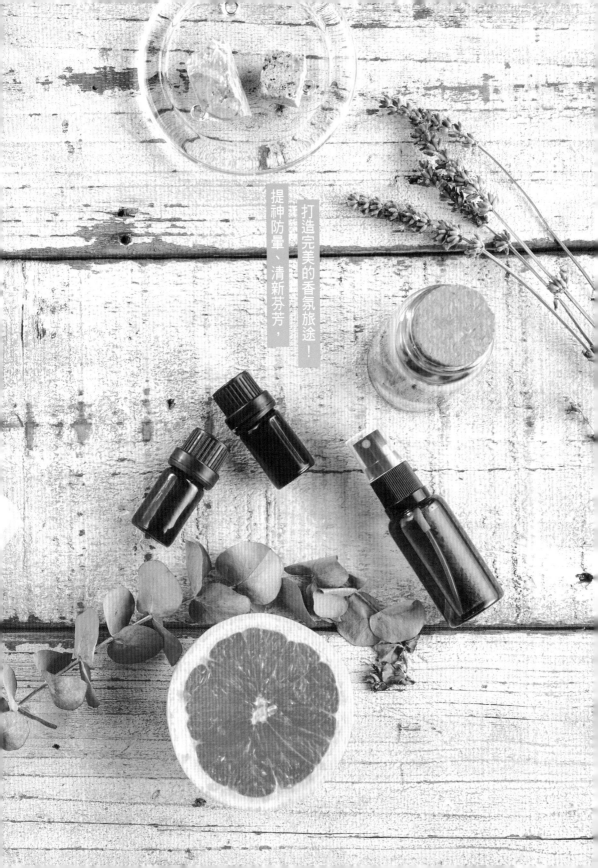

打造完美的香氛旅途！

提神防暈、清新芬芳，

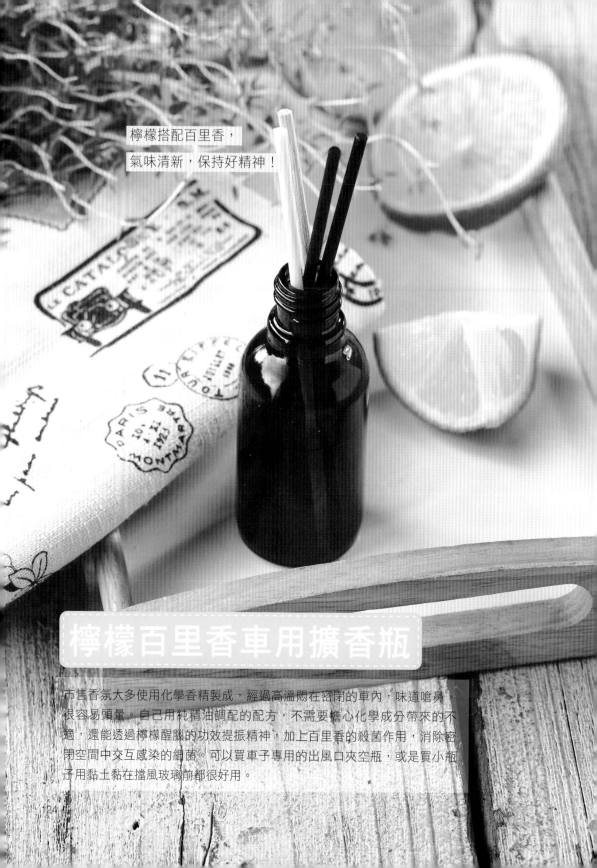

檸檬搭配百里香，
氣味清新，保持好精神！

檸檬百里香車用擴香瓶

市售香氛大多使用化學香精製成，經過高溫悶在密閉的車內，味道嗆鼻、
很容易頭暈。自己用純精油調配的配方，不需要擔心化學成分帶來的不
適，還能透過檸檬醒腦的功效提振精神；加上百里香的殺菌作用，消除密
閉空間中交互感染的細菌。可以買車子專用的出風口夾空瓶，或是買小瓶
子用黏土黏在擋風玻璃前都很好用。

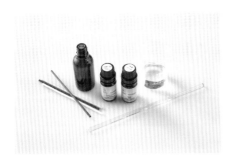

▍工具

- 50ml 燒杯
- 攪拌棒
- 10cm
  擴香藤竹
- 30ml
  避光玻璃瓶

▍材料

酒精 25ml
檸檬精油 .... 30 滴
　　　　　（約 1.5ml）
沉香醇百里香精油 ... 30 滴
　　　　　（約 1.5ml）

▍作法

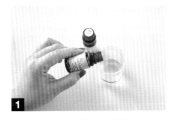
1
在 50ml 燒杯中倒入 25ml 酒精和 30 滴檸檬精油、30 滴沉香醇百里香精油。

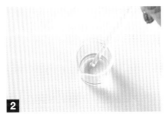
2
用攪拌棒充分混合均勻。

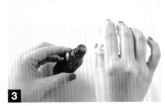
3
倒入避光瓶中。

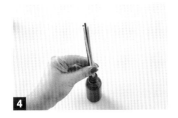
4
最後插入擴香藤竹，剪成喜好長度，即可放於車上。

▍延伸運用

迷迭香車用醒神擴香瓶
新青草調的提神效果很好，可以將配方改為 1ml 迷迭香、2ml 檸檬。

葡萄柚車用活力擴香瓶
甘甜的果香能夠振奮精神，可以將配方改為 2ml 葡萄柚、1ml 澳洲尤加利。

大西洋雪松車用木香擴香瓶
沉穩木質調有釐清思緒的效果，可以將配方改為 2ml 大西洋雪松、1ml 薄荷。

Memo
保存期限：6 個月
保存方法：室溫保存，避免陽光直射。
使用方法：選擇出風口夾的小空瓶，或是自己喜歡的窄口玻璃瓶皆可，靜置在車內或室內空間至揮發完畢。
注意事項：勿使用有舒眠效果的精油，以確保開車安全。

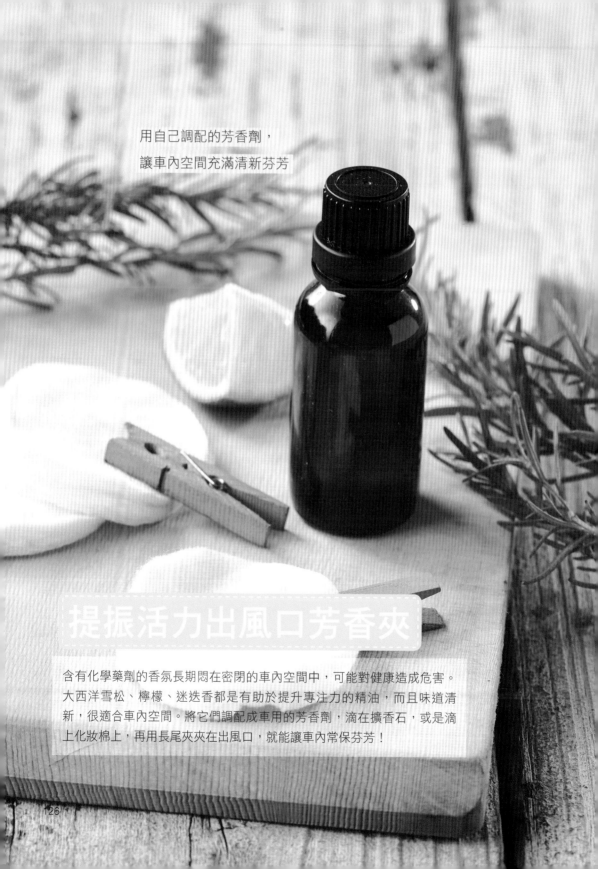

用自己調配的芳香劑，
讓車內空間充滿清新芬芳

提振活力出風口芳香夾

含有化學藥劑的香氛長期悶在密閉的車內空間中，可能對健康造成危害。
大西洋雪松、檸檬、迷迭香都是有助於提升專注力的精油，而且味道清
新，很適合車內空間。將它們調配成車用的芳香劑，滴在擴香石，或是滴
上化妝棉上，再用長尾夾夾在出風口，就能讓車內常保芬芳！

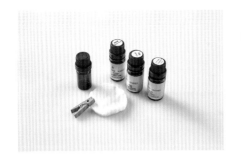

▌工具

- 小長尾夾或木夾
- 化妝棉
- 精油避光瓶

▌材料

大西洋雪松精油 .... 3 滴
檸檬精油 .... 2 滴
迷迭香精油 .... 1 滴

▌作法

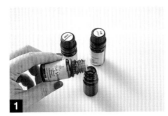

1 將 50 滴大西洋雪松、40 滴檸檬，和 10 滴迷迭香精油滴入避光瓶中。

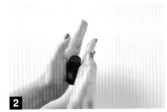

2 雙手滾動瓶身，讓精油充分混合。

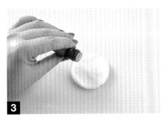

3 將調配好的複方精油滴在化妝棉上。

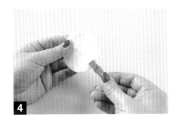

4 用長尾夾或木夾夾住後，固定在出風口即完成。

▌延伸運用

果香清新出風口芳香夾
改用 1 滴迷迭香、3 滴佛手柑、2 滴葡萄柚，有助於讓思緒更清晰。

木質抗菌出風口芳香夾
改用 3 滴茶樹、1 滴澳洲尤加利、2 滴檸檬香茅，殺菌作用強，可預防感冒病菌傳染。

淨化舒緩出風口芳香夾
改用 2 滴杜松、1 滴大西洋雪松、3 滴乳香，可以舒緩心情，又不會讓你昏昏欲睡。

Memo

保存期限：立即使用。
保存方法：立即使用。
使用方法：① 將化妝棉夾在出風口。
② 待味道揮發後，替換新的化妝棉即可。
注意事項：行車中避免使用有安神、舒眠作用的精油。

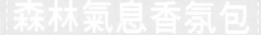

森林氣息香氛包

混合木質香和青草調精油，營造森林浴般的沉穩、舒適氛圍。不需要買專用的擴香器材，家中的化妝棉也是很好的載體，能快速吸收液體精油，氣化為香氛微粒散布到空氣中，只要裝到喜歡的紗袋中，再掛到照後鏡上，就是現成的車用香氛包。

用方便取得的素材，
也能 DIY 香氛包

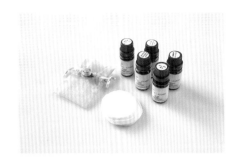

▌工具

- 化妝棉
- 小紗袋

▌材料

茶樹精油	⋯⋯⋯⋯⋯⋯	1 滴
檸檬香茅精油	⋯⋯⋯⋯	1 滴
澳洲尤加利精油	⋯⋯⋯	1 滴
大西洋雪松精油	⋯⋯⋯	1 滴
迷迭香精油	⋯⋯⋯⋯⋯	1 滴

▌作法

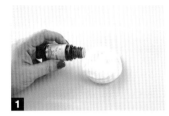

1 將精油滴在無味化妝棉上。

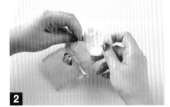

2 將化妝棉裝入小紗袋中。

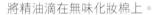

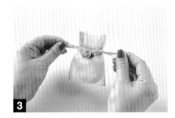

3 將紗袋束口，懸掛於後照鏡上即可。

▌延伸運用

- **浪漫花香香氛包**
  將精油配方換成玫瑰花、茉莉、橙花、依蘭依蘭、玫瑰天竺葵，各一滴。

- **沉靜木質香氛包**
  將精油配方換成檀香、檜木、芳樟、絲柏、大西洋雪松，各一滴。

- **清新青草香氛包**
  將精油配方換成迷迭香、澳洲尤加利、薄荷、快樂鼠尾草，各一滴。

Memo

保存期限：立即使用。
保存方法：立即使用。
使用方法：約可擴香 1-2 小時，香味減弱消失後再補滴精油即可。
注意事項：行車中避免使用薰衣草等，具舒眠功效的精油。

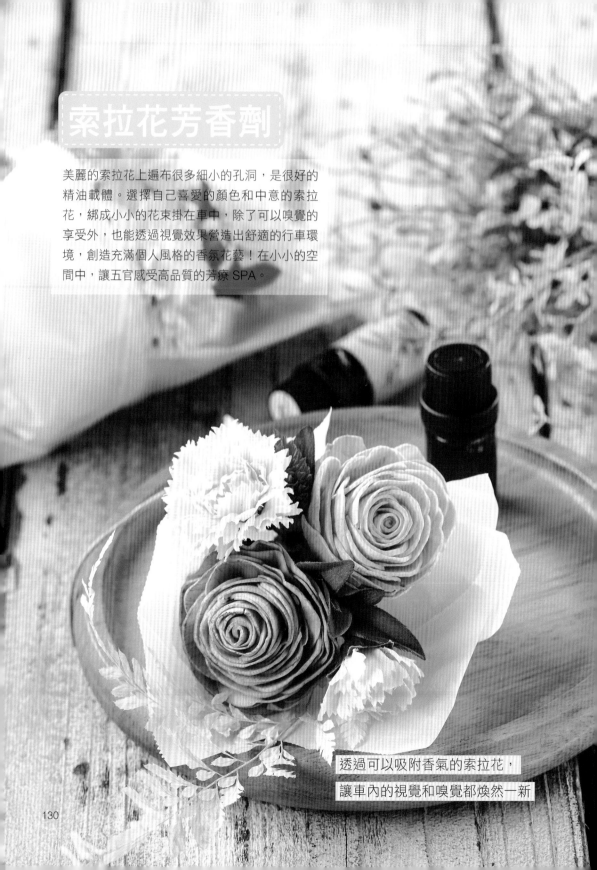

索拉花芳香劑

美麗的索拉花上遍布很多細小的孔洞，是很好的精油載體。選擇自己喜愛的顏色和中意的索拉花，綁成小小的花束掛在車中，除了可以嗅覺的享受外，也能透過視覺效果營造出舒適的行車環境，創造充滿個人風格的香氛花藝！在小小的空間中，讓五官感受高品質的芳療 SPA。

透過可以吸附香氣的索拉花，
讓車內的視覺和嗅覺都煥然一新

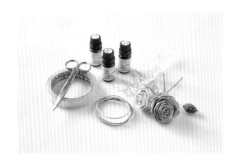

工具

- 膠帶
- 剪刀

材料

索拉花 .... 1～2 朵
拉斐草、包裝紙等裝飾
.... 依喜好
大西洋雪松精油 .... 1 滴
澳洲尤加利精油 .... 1 滴
迷迭香精油 .... 1 滴

作法

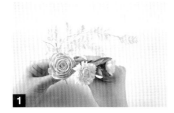

1 準備喜歡的索拉花，將各式花材調整好位置後握緊。

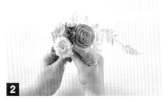

2 剪下一小段膠帶將花材纏繞固定，做成花束。

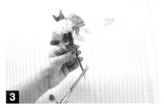

3 修剪掉下方參差不齊的部分後，依喜好綑上緞帶，或是用包裝紙裝飾。

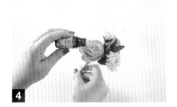

4 最後滴上精油即完成。

延伸運用

花香調香氛花束
喜歡花香調的人可以選擇玫瑰花、茉莉、橙花、依蘭依蘭、玫瑰天竺葵等精油，或搭配使用。

木質調香氛花束
喜歡木質調的人可以選擇檀香、檜木、芳樟、絲柏、大西洋雪松等精油，或搭配使用。

青草調香氛花束
喜歡青草調的人可以選擇迷迭香、澳洲尤加利、薄荷、快樂鼠尾草等精油，或搭配使用。

Memo

保存期限：無
保存方法：無
使用方法：約可擴香 1-2 小時，香味減弱後再補滴精油即可。
注意事項：避免在車上使用薰衣草等舒眠精油。

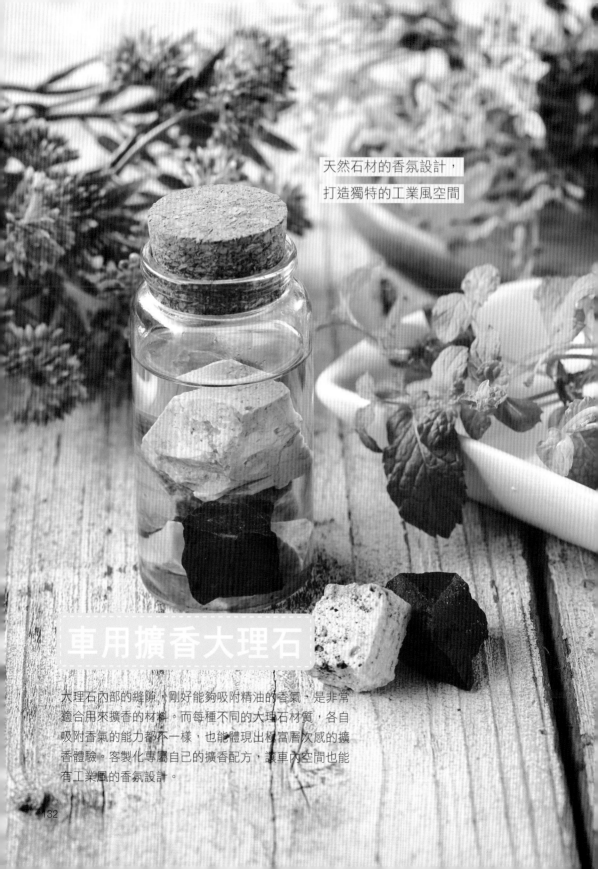

天然石材的香氛設計，
打造獨特的工業風空間

車用擴香大理石

大理石內部的縫隙，剛好能夠吸附精油的香氣，是非常
適合用來擴香的材料。而每種不同的大理石材質，各自
吸附香氣的能力都不一樣，也能體現出極富層次感的擴
香體驗。客製化專屬自己的擴香配方，讓車內空間也能
有工業風的香氛設計。

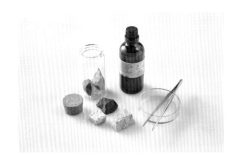

工具

- 密封罐
- 大理石碎石
- 鑷子

材料

沉香醇百里香精油 30ml

作法

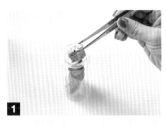

1
用鑷子將大理石碎石放入密封罐中。

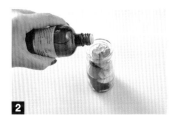

2
倒入喜歡的天然精油，高度剛好蓋過碎石。

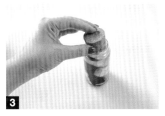

3
蓋上密封罐蓋子，靜置浸泡7天。

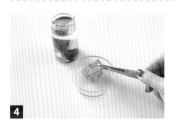

4
浸泡完之後用鑷子取出，即有擴香效果。

延伸運用

○ 花香調香氛大理石
  喜歡花香調的人可以選擇玫瑰花、茉莉、橙花、依蘭依蘭、玫瑰天竺葵等精油，或搭配使用。

○ 木質調香氛大理石
  喜歡木質調的人可以選擇檀香、檜木、芳樟、絲柏、大西洋雪松等精油，或搭配使用。

○ 青草調香氛大理石
  喜歡青草調的人可以選擇迷迭香、澳洲尤加利、薄荷、快樂鼠尾草等精油，或搭配使用。

Memo
保存期限：無
保存方法：無
使用方法：無香味時，再次將大理石放入精油中浸泡即可。
注意事項：無

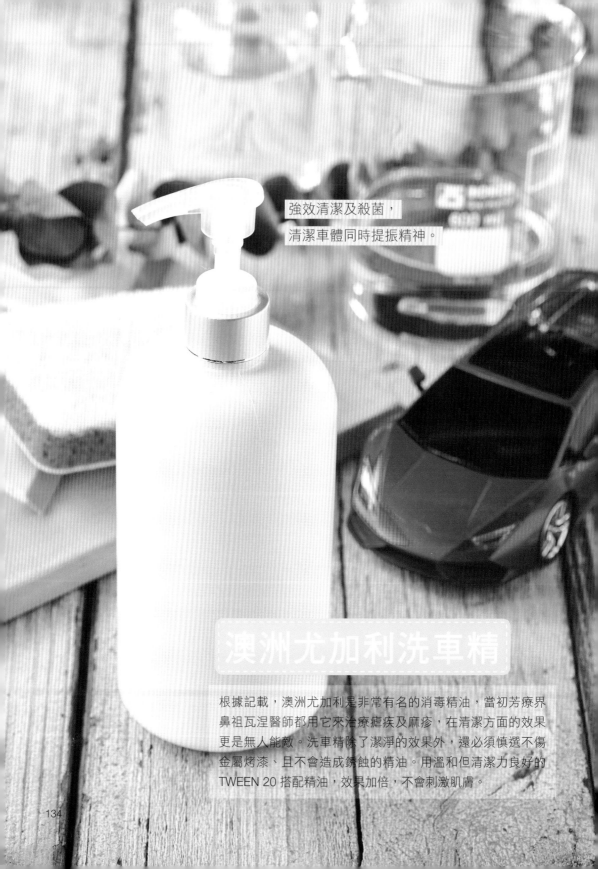

強效清潔及殺菌，
清潔車體同時提振精神。

澳洲尤加利洗車精

根據記載，澳洲尤加利是非常有名的消毒精油，當初芳療界
鼻祖瓦涅醫師都用它來治療瘧疾及痲疹，在清潔方面的效果
更是無人能敵。洗車精除了潔淨的效果外，還必須慎選不傷
金屬烤漆、且不會造成鏽蝕的精油。用溫和但清潔力良好的
TWEEN 20 搭配精油，效果加倍，不會刺激肌膚。

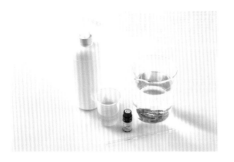

工具

- 1000ml 燒杯
- 攪拌棒
- 1000ml 避光
  壓頭瓶

材料

水 900ml
TWEEN 20 .... 100ml
澳洲尤加利精油 ...... 10 滴
　　　　　　（約 0.5ml）

作法

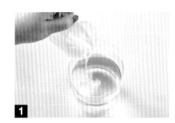

1 在 900ml 的水中倒入 100ml
的 TWEEN 20。

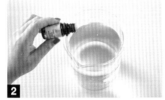

2 接著滴入 10 滴的澳洲尤加
利精油。

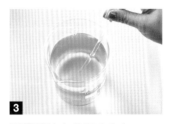

3 用攪拌棒充分混合均勻。

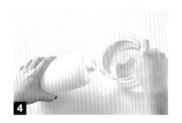

4 最後，倒入避光壓頭瓶中，
即完成。

延伸運用

茶樹除霉洗車精
茶樹氣味可以幫你的愛車除霉，還能同時散發
宜人香氣。

薰衣草潔淨洗車精
薰衣草的潔淨力高，且溫暖的氣息，讓你在洗
車時也能有放鬆的好心情。

迷迭香殺菌洗車精
迷迭香是殺菌界的小清新，有效去除病菌，還
有醒腦、釐清思緒的作用。

Memo
保存期限：3 個月
保存方法：室溫保存，避免陽光直射。
使用方法：① 車體外：先將車體打溼，讓灰
　　　　　　塵汙垢軟化，再用海綿沾取洗
　　　　　　車精擦洗，清水沖淨後再以棉
　　　　　　布擦乾水漬。
　　　　　② 車體內：洗車精用 4L 清水加
　　　　　　10-50ml 洗車精的比例稀釋
　　　　　　後，以棉布沾取擦拭。（濃度
　　　　　　依髒汙程度調整）
注意事項：精油含量不宜過高，避免造成皮
　　　　　椅腐蝕。

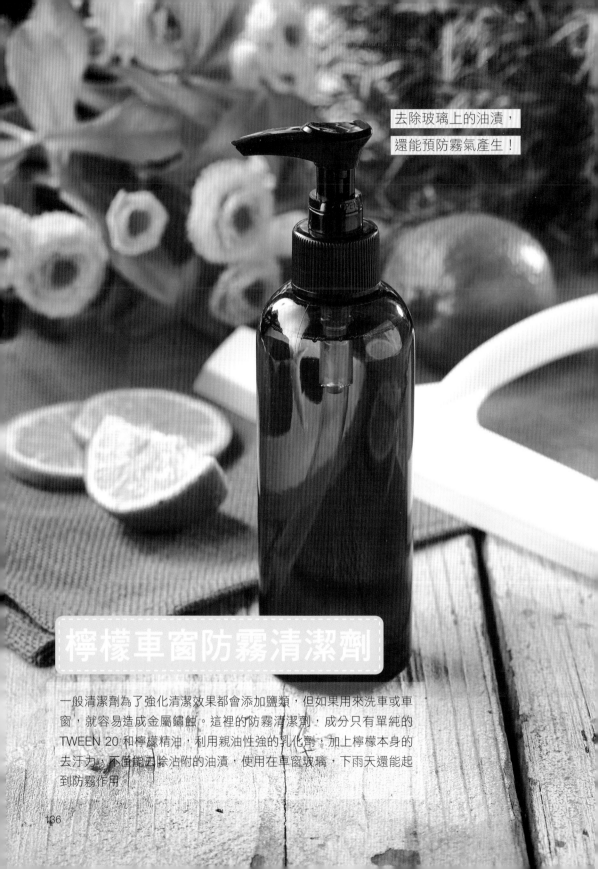

去除玻璃上的油漬，
還能預防霧氣產生！

檸檬車窗防霧清潔劑

一般清潔劑為了強化清潔效果都會添加鹽類，但如果用來洗車或車窗，就容易造成金屬鏽蝕。這裡的防霧清潔劑，成分只有單純的 TWEEN 20 和檸檬精油，利用親油性強的乳化劑，加上檸檬本身的去汙力，不僅能去除沾附的油漬，使用在車窗玻璃，下雨天還能起到防霧作用。

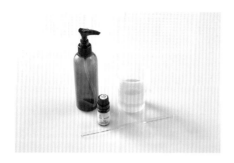

▋工具

- 500ml 燒杯
- 攪拌棒
- 500ml 避光壓
  頭瓶

▋材料

TWEEN 20 .... 500ml
檸檬精油 ....50 滴
（約 2.5ml）

▋作法

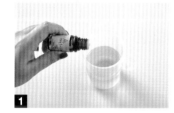

1

在 500ml 的 TWEEN 20 中
滴入 50 滴檸檬精油。

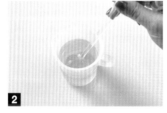

2

用攪拌棒充分攪拌均勻。

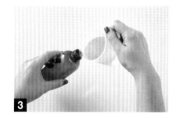

3

倒入避光壓頭瓶中即完成。

▋延伸運用

① **薰衣草車窗防霧清潔劑**
　將檸檬換成具有強效清潔效果的薰衣草，
　讓車窗上沾附的細菌通通消失。

② **薄荷車窗防霧清潔劑**
　薄荷的清香感及潔淨力有預防暈車的作
　用，可以讓車內空氣保持清新。

③ **甜橙車窗防霧清潔劑**
　柑橘類的氣息相當受到歡迎，殺菌的同
　時，也可以達到提振活力的效果。

Memo

保存期限：6個月
保存方法：室溫保存，避免陽光直射。
使用方法：用棉布沾取後直接擦拭即可，如果擋風玻
　　　　　璃上有油漬，建議去除後再用清水擦拭乾
　　　　　淨。
注意事項：無

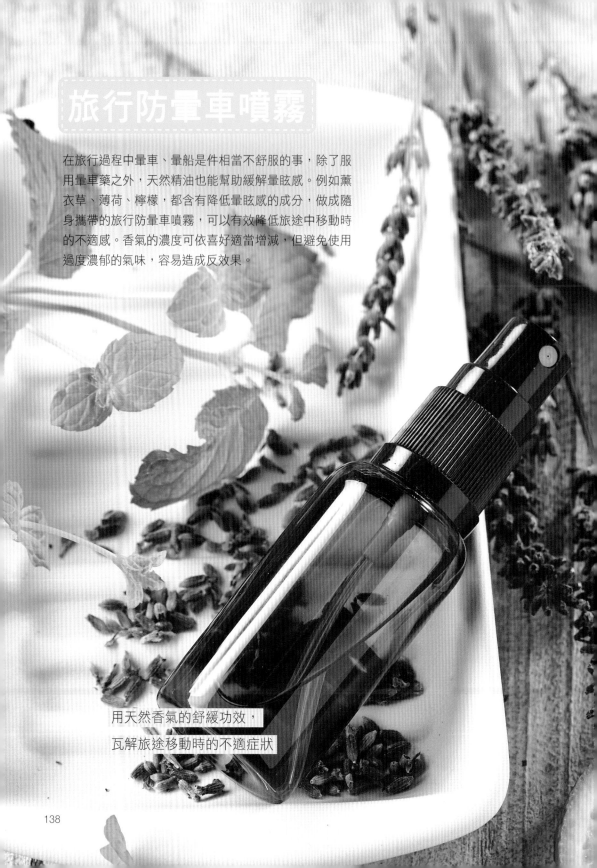

旅行防暈車噴霧

在旅行過程中暈車、暈船是件相當不舒服的事，除了服用暈車藥之外，天然精油也能幫助緩解暈眩感。例如薰衣草、薄荷、檸檬，都含有降低暈眩感的成分，做成隨身攜帶的旅行防暈車噴霧，可以有效降低旅途中移動時的不適感。香氣的濃度可依喜好適當增減，但避免使用過度濃郁的氣味，容易造成反效果。

用天然香氣的舒緩功效，
瓦解旅途移動時的不適症狀

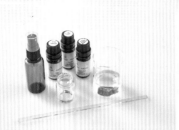

工具

- 50ml 燒杯
- 攪拌棒
- 30ml 避光塑膠噴頭瓶

材料

甘油	1ml
酒精	29ml
檸檬精油	2 滴
薄荷精油	2 滴
純正薰衣草精油	2 滴

作法

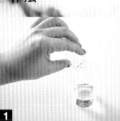

1 將 1ml 的甘油倒入 29ml 的酒精當中。

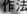

2 滴入檸檬、薄荷、純正薰衣草精油。

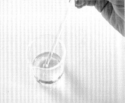

3 用攪拌棒充分混合均勻。

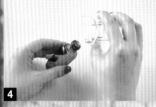

4 最後，倒入避光噴頭瓶中，即完成。

Memo

保存期限：6 個月
保存方法：室溫保存，避免陽光直射。
使用方法：不要等開始暈車感才使用，應提早噴灑於車內空間，效果更好。
注意事項：無

延伸運用

尤加利防暈車噴霧
尤加利具有提神醒腦、集中注意力的功效，能有效舒緩緊繃感、減少暈眩的不適。

檸檬防暈車噴霧
檸檬可以降低不安情緒、對抗焦慮，略帶酸味的清新香氣，也能有效驅離暈感。

薄荷防暈車噴霧
清涼的薄荷一直是止暈產品的熱門選項，可以解開緊繃的神經、止暈防吐。

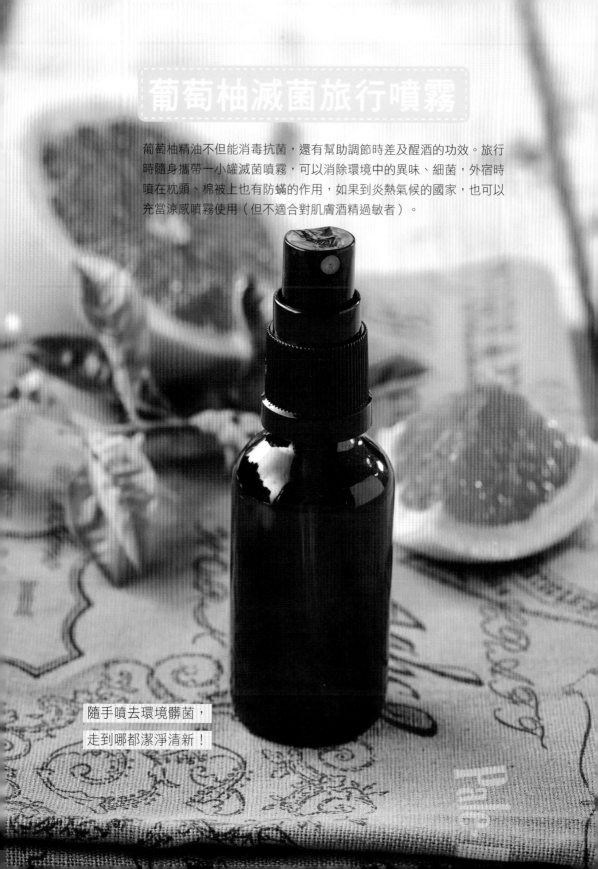

葡萄柚滅菌旅行噴霧

葡萄柚精油不但能消毒抗菌，還有幫助調節時差及醒酒的功效。旅行時隨身攜帶一小罐滅菌噴霧，可以消除環境中的異味、細菌，外宿時噴在枕頭、棉被上也有防蟎的作用，如果到炎熱氣候的國家，也可以充當涼感噴霧使用（但不適合對肌膚酒精過敏者）。

隨手噴去環境髒菌，

走到哪都潔淨清新！

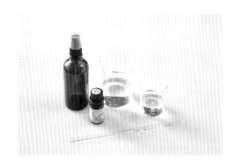

▌工具

- 250ml 燒杯
- 攪拌棒
- 200ml 避光玻璃噴頭瓶

▌材料

水 50ml
酒精 150ml
葡萄柚精油 .... 60 滴
（約 3ml）

▌作法

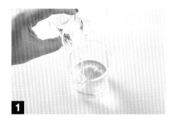

1 將 50ml 的水倒入 150ml 的酒精中。

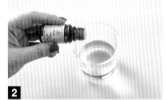

2 滴入 60 滴葡萄柚精油。

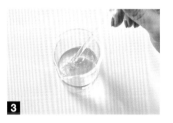

3 接著用攪拌棒混合均勻。

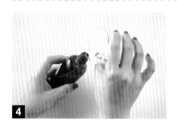

4 最後，倒入避光玻璃噴頭瓶中，即完成。

▌延伸運用

❶ 薰衣草舒緩旅行噴霧
出門容易有認床或是焦慮問題的人，很適合改用薰衣草精油，抗菌同時達到放鬆效果。

❷ 尤加利防蚊旅行噴霧
尤加利除了殺菌、預防感冒外，因為屬於蚊蟲不喜愛的味道，能夠達到驅蚊功效。

❸ 杜松淨化旅行噴霧
古埃及會拿杜松淨化磁場，想要出門平安順心，可以選擇杜松來抱持周遭磁場乾淨。

Memo
保存期限：6 個月
保存方法：室溫保存，避免陽光直射。
使用方法：噴加於枕頭上、空間中，也可用來消毒馬桶、桌椅等。
注意事項：需使用避光玻璃瓶，避免塑膠瓶被精油腐蝕。

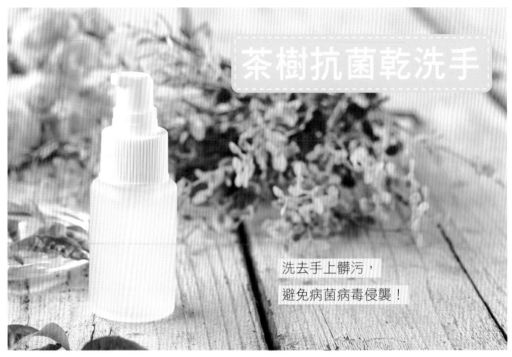

茶樹抗菌乾洗手

洗去手上髒污，
避免病菌病毒侵襲！

茶樹精油除了殺菌防黴，還能驅離蚊蟲，搭配高揮發性的酒精殺菌，加上蘆薈膠保護肌膚，不僅氣味宜人還不傷玉手，用在寶寶嬌嫩的肌膚上也安心。

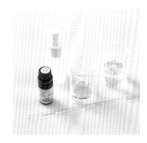

▌工具

- 50ml 燒杯
- 攪拌棒
- 30ml 避光短壓頭瓶

▌材料

酒精 5-10ml
蘆薈膠 25g
茶樹精油 .... 6 滴

▌延伸運用

① **薰衣草美白乾洗手**
溫和的薰衣草精油可以促進傷口癒合、美白，是調製乾洗手液非常好的選擇。

② **檸檬護膚乾洗手**
味道清香討喜的檸檬精油，除了殺菌外，同時具備良好的護膚作用。

③ **乳香除皺乾洗手**
具有除皺效果的乳香精油，可以讓雙手在消毒的同時進行呵護與保養。

▌作法

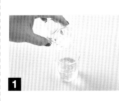

1 分次將 5-10ml 的酒精倒入 25g 的蘆薈膠中。

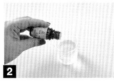

2 再滴入 6 滴茶樹精油，均勻混合後裝瓶即完成。

 TIP 酒精容易在調製過程中揮發，需準備較多的用量。

Memo

保存期限：6 個月
保存方法：室溫保存，避免陽光直射。
使用方法：擠壓約 50 元硬幣大小於手掌心，雙手搓揉均勻至吸收為止。
注意事項：濃稠程度可按照個人喜好而定，喜歡稀一點就酒精多加一點。

台灣廣廈 國際出版集團
Taiwan Mansion International Group

國家圖書館出版品預行編目（CIP）資料

純天然精油日用品DIY全圖鑑：溫和不刺激！用13種精油做200款清潔消毒
品，打造潔淨、無毒、芬芳的居家環境 / 陳美菁作.
-- 初版. -- 新北市：蘋果屋, 2020.01
面；　公分
ISBN 978-986-98118-4-2(平裝)

1.芳香療法 2.香精油

418.995　　　　　　　　　　　　　　　　　108016562

純天然精油日用品DIY全圖鑑
溫和不刺激！用13種精油做200款清潔消毒品，打造潔淨、無毒、芬芳的居家環境

作　　者／陳美菁	編輯中心編輯長／張秀環
封面設計／林嘉瑜	編輯／蔡沐晨・彭翊鈞
內頁設計／張家綺	內頁排版／菩薩蠻數位文化有限公司
	製版・印刷・裝訂／東豪・弼聖・秉成

行企研發中心總監／陳冠蒨	整合行銷組／陳宜鈴
媒體公關組／陳柔彣	綜合業務組／何欣穎

發　行　人／江媛珍
法律顧問／第一國際法律事務所 余淑杏律師・北辰著作權事務所 蕭雄淋律師
出　　版／蘋果屋
發　　行／台灣廣廈有聲圖書有限公司
　　　　　地址：新北市235中和區中山路二段359巷7號2樓
　　　　　電話：（886）2-2225-5777・傳真：（886）2-2225-8052

代理印務・全球總經銷／知遠文化事業有限公司
　　　　　地址：新北市222深坑區北深路三段155巷25號5樓
　　　　　電話：（886）2-2664-8800・傳真：（886）2-2664-8801
　　　　　網址：www.booknews.com.tw（博訊書網）
郵政劃撥／劃撥帳號：18836722
　　　　　劃撥戶名：知遠文化事業有限公司（※單次購書金額未達500元，請另付60元郵資。）

■出版日期：2020年01月
ISBN：978-986-98118-4-2

歐米亞香氛小舖
AROMA BATH LIVING

我們為環保無包裝商店
歡迎您自備瓶罐蒞臨小舖
我們有各種無添加天然洗劑
您可挑選或自行攜帶精油添加
打造獨特的個人香氛/洗劑

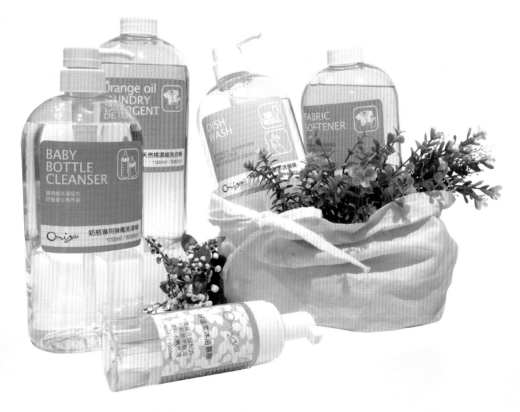

★ 如需購買書中DIY產品包，請先來電洽詢預定 ★

更多 客製化商品
歡迎至官網或FB粉專洽詢

www.omiya.com.tw

門市資訊
歐米亞小舖連城店 旗艦店
每日11:00～19:00
新北市中和區連城路469巷40號
(02) 2222-6977